지금껏 알고 있던 의학 상식은 잊어라!

톡톡 튀는 질병 한 방에 해결

지금껏 알고 있던 의학 상식은 잊어라!

톡톡 튀는 질병 한 방에 해결

우한곤 지음

모아북스
MOABOOKS

건강관리 성적표 A+
행복한 노후를 설계하자

가는 세월에 오는 백발이라는 말이 있습니다. 나는 늘 청춘일 줄 알았는데 어느새 예순 살이 되었습니다.

그렇게도 가기 싫은 치과에 가서 오늘도 신경치료를 고통스럽게 받고 왔습니다. 잘 알다시피 신경치료는 한 번의 치료로 끝나지 않습니다. 간호사의 말로는 5~6회 정도 치료를 받아야 완치가 된다니 끔찍스럽기만 합니다. 치료를 받기 위해 진료실에 들어가면 의료기구를 바라보는 것이 몹시 두려워 애써 보지 않으려고 눈을 지그시 감아보지만, 눈이 있으니 볼 수밖에 없습니다. 생각처럼 무시무시한 장비 일색입니다. 그래서 되도록이면 가고 싶지 않지만 시리고 아프고 도저히 견딜 수가 없으니, 차일피일 미루다 울며 겨자 먹기 식으로 큰마음 먹고 가고는 합니다.

나름대로 건강관리를 한다고 신경을 써 왔지만 날마다 급속하게 부식되어 가는 치아, 갈수록 더 침침한 눈, 청명하게 들리지 않는 귀, 더 요란스러워지는 코골이, 더 많아지는 흰머리, 계단만 올라가도 숨이 차고, 시원하게 보던 소변도 줄기가 약해지면서 많은 시간을 소요하는 등 시간이 흐를수록 나아지는 것은 거의 없는 것 같습니다.

30대에 건강관리를 좀 더 잘할 것을……

저절로 장탄식을 합니다. 이런 중요한 사실을 일찍이 터득했더라면 지금보다도 훨씬 건강하게, 고통 받지 않고, 걱정하지 않고 살 수 있지 않았나, 하는 아쉬움만 남습니다. 건강은 건강할 때 지키라는 말을 이제야 실감하니 늦을 수밖에 없는 것이지요. 평생 병원과 한의원을 가지 않고 생을 마감하는 무병장수촌사람들이 부럽기만 합니다.

이처럼 우리는 건강할 때 건강을 지키지 못하고, 곁에 있을 때 사랑하지 못하고, 다 잃었을 때야 뒤늦게 땅을 치며 비극을 맛보게 됩니다. 평생 사용할 귀중한 내 몸을 지키기 위해 건강관리를 철저히 해야지, 하는 생각만 할 뿐이지 실천에 옮기지 않으니까요.

건강은 건강할 때 지켜야 합니다. 건강은 하루아침에 망가지거나 회복되지 않습니다. 우리 인체는 신비스러울 정도로 잘 만들어져 있기 때문에 웬만큼 관리하더라도 건강을 유지할 수 있도록 설계되어 있습니다. 술, 담배, 환경호르몬 등이 인체에 치명적인 위해를 가져온다는 사실을 분명히 알면서도 순간적인 기분과 희열, 그리고 무지 때문에 먼 훗날 닥쳐올 큰 재앙을 아랑곳하지 않고 단절하지 못하고, 지속적으로 육신을 파괴시키는 어리석은 삶을 살아가고 있는 것입니다. 건강관리는 조금만 관심을 기울려 노력해도 새싹보다 더 강력한 에너지 氣가 샘솟아 건강한 젊음을 항상 유지할 수가 있는데도 말입니다.

20대까지는 조물주가 만든 신비의 명약 SOD효소가 건강을 지켜주지만, 30대부터는 참다운 성인이 되었으니 SOD효소가 급감한다고 합니다. 다시 말해 인체를 늙고 병들게 하는 주범은 활성산소라는 것입니다. 20대까지는 활성산소가 발생하면 SOD효소가 즉시 제거해주지만, 30대부터는 SOD효소가 급감하므로 활성산소를 제거하기에는 역부족인 셈이죠. 그래서 우리는 30대가 만성질환 발병의 원인을 제공하는 전환점이라는 중요한 사실을 알아야 합니다.

40대에 급속도로 퍼지는 당뇨병, 고혈압, 심혈관질환, 암 등 무시무시한 만성질환이 어느 날 홀연히 나타나 인생을 괴롭게 하는 것이 아니라 평소 잘못된 식습관, 환경호르몬, 운동부족 등 건강 저해요인들이 잠재되어 있다가 면역력이 떨어지는 시점인 40~50대에 접어들면서 밖으로 드러나기 시작하기 때문인 게 아니겠습니까? 따라서 건강관리의 변곡점이라 할 수 있는 30대에 건강관리를 얼마나 잘 하느냐에 따라 팔팔하게 행복한 노후를 보내느냐, 아니면 골골하게 불행한 노후를 보내느냐를 결정하는 시기로 보아도 무방할 것입니다.

그래서 필자는 흰새 건강하냐고 사부하는 젊은이들에게 이렇게 외칩니다.

"피 끓는 젊은 세대들이여! 지금부터 건강관리를 잘 하여 50대에 받는 건강성적표에 모두 A+를 받아 노후를 고통 없이 또 걱정 없이 행복하게 잘 살아가도록 인프라를 미리 구축하자."

이 책이 독자들의 건강관리에 조금이라도 보탬이 되어, 훗날 '그때 알았더라면' 하는 자조적인 푸념을 하는 사람이 줄어들었으면 합니다.

모든 사람이 건강하기를 바라며

우 한 곤

▌차례▌

시작하며 _ 4

　건강관리 성적표 A+
　행복한 노후를 설계하자

제 1 장
우리는 건강을 해치고 산다

❶ 건강하게 살다 편안하게 가려면 _ 14

❷ 당신이 먹는 것은 곧 당신이다 _ 19

❸ 매일매일 소금에 절여지는 우리 몸 _ 22

❹ 건강 신호등! 당신의 삶이 과태료 _ 26

❺ 수술만이 해결책은 아니다 _ 31

❻ 인체는 미네랄을 간절히 원한다 _ 36

❼ 나도 모르는 내 몸 ① - 사상체질로 본 건강과 음식과의 관계 _ 43

❽ 나도 모르는 내 몸 ② - 음양오행에 따른 건강관리 _ 50

❾ 우유! 먹는 자와 배달하는 자, 누가 더 건강할까? _ 53

❿ 웃어야 산다, 억지로라도 ! _ 55

⓫ 키 큰 사람이 부럽다면 _ 62

⓬ 다이어트 VS 다이너마이트 _ 76

제 2 장

무엇이 우리의 건강을 위협하는가?

❶ 알면 알수록 두려운 환경호르몬 _ 90

❷ 화장지의 불편한 진실 _ 93

❸ 공포의 합성세제 _ 99

❹ 악마의 그림자, 플라스틱 _ 101

❺ 빵 먹니? 방부제 먹지! _ 103

❻ 상속자도 포기한 아이스크림 _ 105

❼ C · T 촬영 권하는 의사 _ 107

❽ 직불구이의 유혹 _ 110

❾ 고엽제, 살충제, 살인 _ 112

❿ 욕심이 부른 활성산소 _ 118

⓫ 파멸을 부르는 술 _ 120

제 3 장

그래서 나는 건강법을 찾기 시작했다

❶ 장기들은 식성이 참 까다롭다 _ 126

❷ 속궁합보다 중요한 게 음식궁합 _ 138

❸ 암 예방! 그 시작은 생활습관 개선 _ 145

❹ 고지혈증 예방을 위한 특별한 식단 _ 148

❺ 초기에 잡아야 하는 당뇨병 _ 150

❻ 과일과 채소의 잔류 농약 없애기 _ 153

❼ 건강의 바로미터, 건강 체크 _ 158

❽ 멀미여, 안녕 _ 165

❾ 약지가 길면 정력도 좋다 _ 167

❿ 남자는 3분? 여자는 13분에 OK! _ 171

⓫ 동안 피부의 비밀을 발견하다 _ 181

⓬ 윤기 나는 모발관리 _ 188

⓭ 과일 다이어트 _ 196

⓮ 올바른 치아 관리 _ 200

제 4 장

자연은 신이 선물한 명약이다

❶ 봉침은 만병통치약인가 _ 208

❷ 전립선 질환은 남성의 적 _ 216

❸ 변비는 만병의 근원 _ 219

❹ 편도선염과의 전쟁 _ 222

❺ 코로 숨 쉬고 싶다 _ 230

❻ 아토피에 정말 좋은 자화 육각수 _ 237

❼ 기침감기에 좋은 배꿀 _ 241

❽ 손 안에 건강이 가득 _ 246

❾ 지나친 운동은 독이 된다 _ 250

❿ 보물을 리모델링하라 _ 253

맺음말 _ 265

제발, 빨리 먹는 식사 습관을 버리자

제 **1** 장

우리는 건강을
해치고 산다

1

건강하게 살다
편안하게 가려면

지구상의 모든 것은 진화하고 있습니다. 한때 참살이라고 하던 웰빙이 잠시 폭발적인 인기를 누리더니 이제 흔적도 없이 자취를 감추고 언제부터인가 몸과 마음을 치유한다는 힐링이 세간의 화두가 되고 있습니다. 하지만 현대인들은 매우 영악해 암, 고혈압, 당뇨병, 심혈관질환, 치매 등의 만성질환 치료에 현대의학으로는 한계가 있다는 것을 잘 알고 있습니다.

이제는 프리벤션이 대세입니다.

소득 3만 불 시대에 접어들면서 삶의 질이 윤택해짐에 따라 이제는 부의 축척에서 행복 추구로 관심사가 전환되는 시기로 보아야 할 것입니다. 잘 존재하기 위해, 즉 행복하기 위해서는 무엇보다도 건강이 선행되어야 함은 선택의 여지가 없는 것입니다.

현대인은 건강이 중요한 줄은 알면서도 귀찮아서, 혹은 바빠서 등 여러 가지 변명으로 건강관리에 소홀한 나머지 체력이 떨어지면서 쓰나미 처럼 밀려오는 병마에 갑자기 다급해합니다. 또한 급한 나머지 평생 동안 피땀 흘려 모은 재산을 전부 병원비로 탕진하고, 엄청난 육체적인 고통과 시련을 겪으며 가족들과 남은 정마저 떼어놓고 외로이 이 세상을 떠납니다.

여러분은 '설마' 하는 안일한 생각을 혹시 갖고 계시지나 않으신지, 나에게는 예외라는 미온적인 생각을 하고 있지는 않으십니까? 이처럼 불행한 결과를 초래하는 잘못된 고정관념을 하루 빨리 없애야 행복한 미래를 보장할 수가 있습니다.

현대의학은 아직까지 만성질환에 대해서는 속수무책이라는 사실을 명심하고 또 명심해야 합니다. 나이가 들수록 건강관리를 잘해 무병장수함으로써 자식들에게 존경받고 행복하게 살다 편안하게 이승을 하직할 수 있도록, 건강관리도 직장에 매일 출근하는 것처럼 일상의 한 부분으로 생각해 건강관리에 남다른 정성을 기울여야 합니다.

장수촌의 장수요인은 큰 산맥으로 둘러싸여 외부와의 교류가 두절되어 있는 것입니다. 그들은 생활의 모든 것을 자급자족하고 있어 친

환경적이며, 높은 산이 많아 사시사철 녹지 않는 만년설에서 흘러내리는 오염되지 않은 물을 먹기 때문에 무병장수한다고 주장하고 있습니다. 특히, 장수촌 사람들 대다수는 건강하게 수명을 다하고 임종을 맞이하기 때문에 특별한 고통 없이 이승을 하직한다고 합니다. 이처럼 좋은 환경 속에서 욕심 없이 낙천적인 생각을 하며 행복한 삶을 살다가 천수를 다하고 생을 마감하기 때문에 고통 없이 평화롭게 이 세상을 하직하는 것은 무척이나 당연한 우주의 섭리일 것입니다. 이곳 사람들은 어릴 적부터 고통 없이 평화롭게 죽는 장면을 수없이 보면서 성장하기 때문에 보통 사람들이 생각하는 것처럼 죽음에 대한 공포와 두려움의 그림자는 찾아볼 수 없을 정도로 얼굴 표정이 맑고 행복해 보입니다.

흔히 상가에 문상을 가면 망자께서는 '죽음의 복을 탔다'는 말을 가끔 듣게 됩니다. 그러나 누구나 죽음의 복을 타는 것은 결코 아닙니다. 건강관리를 잘해 무병장수를 하는 사람에게 신이 마지막으로 내리는 특별한 축복인 것입니다. 건강관리를 잘해 무병장수를 한 사람은 마치 촛농이 녹아떨어지면 촛불이 아주 자연스럽게 꺼지듯, 오장육부를 고루 태우고 생을 마감하기 때문에 고통 없이 평화롭게 이승을 마감한다고 합니다. 종교적으로 볼 때 '죽음이 곧 황홀'하기까지 하다는 것입니다.

반대로 어떤 질병이나 갑작스런 사고로 죽을 때는 한 장기 때문에 수많은 멀쩡한 장기까지도 같이 죽어야 하는 운명에 처하게 되니, 아우성치고 통곡을 하며 엄청난 고통을 수반하는 것은 어쩌면 당연한 이치겠지요.

"건강은 건강할 때 지켜라!"

우리는 이 소중한 교훈을 명심해야 합니다. 왜냐하면 하루아침에 망가지거나 하루아침에 회복되지 않는 것이 우리 몸의 특징입니다. 우리 인체를 늙고 병들게 하는 주범이 바로 활성산소인데, 혈기왕성한 청년기에는 조물주가 만든 신비의 명약 SOD효소가 생성되어 활성산소가 발생하면 바로 제거해 주지만 노화가 시작되는 30대 전후부터는 신비의 명약이 급감하기 시작하므로, 이 시기부터 적극적인 건강관리를 하지 않으면 40대에 접어들며 후회하게 됩니다.

현재 우리나라는 OECD국가 중 40대 만성질환인 생활습관병의 왕국이라는 불명예스러운 기록을 가지고 있습니다. 물질을 추구하다 보니 정작 보물보다도 더 소중한 건강관리에 소홀해지는 것은 어쩌면 당연한 귀결이라는 생각이 듭니다. 선진국에서도 만성질환인 생활습관병의 완전한 치료는 아직도 요원합니다. 단지 급급한 나머지 증상 완화에 치중하다 보니, 또 다른 합병증을 유발하게 하는 동기를 제공하기도 합니다. 그 실례로 고혈압 환자가 혈압을 떨어뜨리기 위해 심장을 무력화시키는 약을 장기적으로 복용하다 보니, 수년 후에는 신장이 망가지고 또 다시 수년 후에는 신부전증 진단을 받으면서 결국 혈액 투석이라는 마지막 카드를 쓰게 됩니다. 이렇듯 '만성질환에 접어들면 한 마디로 살아있어도 사는 것이 아니다' 라는 말이 적절한 표현일지도 모릅니다.

❷
당신이 **먹는** 것이 **곧 당신이다**

소식(小食)이 건강에 좋다는 것은 누구나 알고 있는 사실입니다. 적게 먹기 위해 매일같이 마음속으로 결심만 할 뿐, 실천에 옮기기까지는 수많은 다짐이나 시행착오를 반복할 수도 있습니다. '오늘 저녁부터는 무슨 일이 있더라도 평소 식사량을 절반으로 줄여 다이어트도 하고 건강도 챙겨야지' 하며 굳은 결심을 하지만, 막상 밥상머리에 앉아 숟가락을 잡는 순간 그토록 다짐한 각오는 간 곳 없이 저만치 달아나 버리고 맙니다. 단지 혀끝에 다가오는 달콤한 유혹에 빠져 소식은 마음뿐이고, 왕성한 식욕은 어느새 숨 쉬기가 거북할 정도로 배를 채우게 되는 것이 인간의 본능인지도 모르겠습니다.

건강관리를 위해 적당한 음식섭취가 무엇보다 중요합니다. 인도

속담에 '당신이 먹는 것이 곧 당신' 이라는 말이 있습니다. 건강을 위해 자신의 체질에 맞는 음식을 섭취하는 것이 보약 중에 보약이라는 말을 대변할 수 있는 함축성 있는 표현입니다.

매 끼니 마다 체질에 맞는 음식을 적당량 먹는 습관이 정말 필요합니다. 지구상의 대표적인 십장생 중에 학이나 거북이는 매 끼니 마다 위의 60~70%를 먹는 것으로 알려져 있습니다. 말 못하는 미물에게도 섭생만큼은 배울 점이 있다는 생각을 하게 합니다.

동물을 관찰해 보면 신기하게도 즐겨먹는 풀과 전혀 먹지 않는 풀이 있다는 점을 발견하게 됩니다. 돼지나 갈매기는 복어고기는 절대로 먹지 않습니다. 또 소는 콩잎을 좋아하지만 들깻잎은 먹지 않고, 토끼는 인간에게는 무척 좋은 쑥을 절대로 먹지 않습니다.

한편 선인들은 지혜롭게도 콩을 재배할 때 콩밭의 가장자리 둘레에 일정 부분을 할애해 향기만 맡아도 소가 싫어하는 깨를 심어 소의 접근을 원초적으로 막았습니다. 즉 소들이 콩밭에 함부로 들어가지 못하도록 했던 것입니다. 또한 소는 종족의 고기는 절대로 먹지 않습니다.

하지만 요즘 인간이 개발한 소의 창자나 부산물로 만든 사료로 소를 사육하고 있는 실정입니다. 그래서 소는 광우병이라는 끔찍한 병에 걸리고 있습니다. 이와 마찬가지로 사람 역시 체질에 맞지 않는 음식물을 지속적으로 먹으면 성격이 변하면서 질병에 걸릴 확률이 높아집니다. 한마디로 자연의 순리대로 체질에 맞는 음식을 섭취해야 하며, 또 적게 먹으며 살아야 합니다.

　돈을 잃는 것은 조금 잃는 것이고, 명예를 잃는 것은 많이 잃는 것이고, 건강을 잃는 것은 모두 잃는 것입니다. 부모님으로부터 물러 받은 소중한 몸을 잘 관리해 행복하게 살다가 자연의 순리대로 수명을 다하고 편안하게 자연으로 돌아갈 수 있도록 평소에 좋은 식습관을 갖도록 관심을 기울여야 할 것입니다.

매일매일 **소금에** **절여지는** 우리 몸

    고혈압과 당뇨는 일명 형제지간이라고도 부를 만큼 인체에 악영향을 주고 있습니다. 라면과 빵, 소금을 뿌려 구은 김 등을 즐겨 먹으면 고혈압으로 이어질 수 있는 확률이 엄청 높아집니다. 가장 큰 문제는 과도한 소금 섭취입니다.

    라면 한 개에 들어있는 나트륨은 7g으로 1일 권장량의 1.4배를 초과하지만, 입으로 느끼는 나트륨 양은 미약할 정도로 다가오기 때문입니다. 쉽게 이야기하면 맛으로 판단이 안 되는 나트륨도 있다는 것입니다. 나트륨을 필요 이상 섭취하면 혈관 속의 나트륨이 수분을 끌어 들이면서 혈관이 팽창하고 압력이 높아져 고혈압으로 이어질 수 있습니다. 짜게 먹으면 혈압을 올리는 소금의 주성분인 나트륨이 과잉으로 들어와 고혈압이 생깁니다. 이런 경우 가장 크게 타격을 받는 곳이 혈관 덩어리인 신장입니다. 신장은 섬세하고 복잡다단한 구조로 형성되어 있어 오염되고 탁한 혈액을 엄청 싫어하는 기관입니다. 그래서 체내에 과잉 섭취된 나트륨을 소변으로 배출합니다. 그런데 신장 기능이 망가지면 나트륨 배출이 안 되어 혈압은 또 오르고, 이는 다시 신장 기능을 떨어뜨리는 악순환이 계속됩니다. 이런 상태가 지속되면 만성 신장병이 됩니다. 대개 소변에서 발견되지 않아야 할 단백질이 검출되거나, 신장 기능이 본래의 60% 이하로 떨어진 상태가 되면 만성 신장병으로 판정합니다

우리가 인지하지 못한 채 갈수록 짠맛에 길들여지면서 덩달아 나트륨 섭취량도 늘고 있습니다. 2011년도 우리 국민의 하루 평균 나트륨 섭취량은 12g입니다. 세계보건기구 권장량인 5g의 2.4배가 됩니다. 우리는 알게 모르게 짠맛에 절어 있습니다. 외식과 가공 업체들은 짭조름한 맛으로 묶어놓고 있고, 우리는 그것에 중독되어 있습니다.

소금의 주성분인 나트륨과다 섭취는 거의 모든 만성 질환의 시발점이라 해도 과언이 아닐 정도로 해악을 가져옵니다. 음식을 통해 들어온 나트륨은 혈액으로 들어가 염도를 높이고, 삼투압 작용을 일으켜 주변의 물을 혈액 내로 대량 끌어옵니다. 그러면 갑자기 혈관 내 홍수가 발생해 불어난 혈액과 물이 혈관 벽을 압박하게 됩니다.

나트륨 과다 섭취가 일상이 되면 동맥의 벽은 갈수록 딱딱해질 수밖에 없습니다. 이는 동맥경화로 가는 직선 코스입니다. 혈액과 소금

물이 늘어 가뜩이나 혈액 순환이 부담스러운데, 동맥마저 수축해 버리면 동맥 내부의 압력으로 고혈압이 발생합니다. 고혈압 상태가 지속되면 혈관 덩어리인 신장이 가장 먼저 손상을 입습니다.

이렇게 혈액 속에 지방이 많아지는 현상이 고지혈증, 인슐린의 활동을 방해하게 되면 당뇨병, 혈관 기능에 장애가 발생되면 고혈압을 일으키게 되는 것입니다. 또한 이로 인해 혈관이 손상되거나 혈류 속도가 느려져 혈전이 생성됩니다. 이 혈전이 뇌로 가는 혈관을 막으면 뇌졸중, 심장으로 가는 혈관을 막으면 심근경색을 유발하게 됩니다.

포화지방산이란 실온에서 고체로 굳어지는 지방을 말합니다. 주로 동물성 지방입니다. 소기름은 거의 대부분 포화지방입니다. 소의 체온은 인체의 체온보다 약 2~3℃ 높은 40℃ 정도의 체온을 유지하고 있으니, 소의 몸속 기름은 불포화지방 상태지만 인간이 섭취하면 포화상태로 굳거나 고체 상태가 됩니다. 따라서 소에게는 아주 자연스런 혈액 순환이 가능하지만 인간에게는 포화 상태로 유지되기 때문에, 오랫동안 쇠고기를 즐겨 먹을 시 혈액 순환에 장애가 올 수도 있습니다. 한편, 대사증후군을 비롯해 다양한 합병증을 일으키는 내장 지방의 원인은 과식, 스트레스, 흡연, 음주, 운동 부족 등 잘못된 생활 습관이 대부분입니다. 따라서 내장 지방을 없애고 대사증후군 발병 위험을 낮추기 위해서는 먼저 이러한 습관을 꾸준히 개선해 나가야 합니다. 하루 세끼를 철저히 챙겨먹는 것은 건강보험을 넣는 것처럼 먼 훗날 건강관리에 많은 도움이 됩니다. 또한 평소 즐겨먹는 탄수화물 섭취는 나이를 먹는 만큼 섭취량을 줄여가는 것이 당뇨병과 고혈압을 예방할 수 있는 첩경입니다. 그리고 잠자리에 들기전 쉽게 할 수 있는 모관운동, 걷기 등은 기본입니다.

알고 있나요

고혈압 치료제의 허와 실의 세계

고혈압 치료제 중 대표적인 것이 혈관을 확장해 혈압 수치를 맞추는 교감신경 차단제, 심장을 무력화시켜 혈압을 낮추는 칼슘 통로 차단제, 혈관 내 수분을 소변으로 빠지게 하여 혈압을 낮추는 이뇨제 등이다. 그러니 환자는 이 모든 게 임시방편임을 알고 미래에 닥쳐올 위기 상황에 대비해야 한다.

이뇨제를 장기간 복용한다면 피와 소변을 걸러주는 우리 몸의 제2 화학공장(신장)이 본연의 임무를 망각하거나 소홀해져 많은 문제가 발생한다. 그러면 혈액 투석이라는 마지막 카드를 준비해야 하고, 혈액 투석이 시작되면 엄청난 고통 속에 삶을 영위해야 한다. 그러니 고혈압 약을 먹고 혈압 수치가 안정적이라고 방심하지 말고, 한시라도 빨리 식생활 개선 등으로 완치될 수 있도록 노력해야 한다.

건강 신호등!
당신의 삶이 과태료

많은 비가 오기 전에는 항상 천둥과 번개가 치며 예고를 해줍니다. 이렇듯 우리 인체도 큰 질병이 오기 전에 반드시 경고 메시지를 보냅니다. 가만히 보면 인체는 참으로 지혜롭고 현명합니다. 하루아침에 나빠지거나 하루아침에 좋아지거나 하는 이상 현상은 거의 없으니 말입니다.

그럼에도 불구하고 이러한 경고 메시지를 경시하거나 묵살할 경우 얼마가지 않아 되돌릴 수 없는 후회를 할 수도 있습니다. 한 마디로 큰 질병은 탁한 혈액이나 염증에서 온다는 설이 지배적입니다. 단적인 예로 위암의 발생 확률이 많은 우리나라 사람들은 맵고 짠 음식을 많이 먹기 때문이고, 후두암과 구강암의 발생 확률이 높은 중국인들은 뜨거운 차를 많이 마시기 때문이라는 사실은 여러 가지 다양한 임상결과를 통해 증명되고 있습니다.

'건강은 생활습관' 이라는 말은 진리로 통합니다. 열악한 환경이나 잘못된 식습관은 중 질환을 유발할 수 있는 원인이 되므로 조금만 관심을 갖고 주의한다면 모두 피해갈 수 있는 재앙이라고 단언할 수가 있습니다.

위암은 **정상→위염→위궤양→용종→암**으로 발전되는 것이 일반적인 순서입니다. 위는 대체로 헬리코박터 파일로리균에 의해서 질병을 유발하는 것으로 현대의학은 판단하고 있습니다. 헬리코박터 파일로리균은 전염성이 강해 국물로 된 음식이 많은 우리나라는 다른 나라와 비교해 볼 때 환자의 수가 상당한 우위를 차지하고 있음을 알 수가 있습니다. 그러니 이제부터라도 우리 가족 모두의 건강을 위해 음식문화를 과감히 바꾸는 지혜와 실천이 필요합니다. 다소 귀찮고 불편하더라도 개인 접시를 준비해 가족끼리라도 음식은 따로 덜어서 먹는 습관을 들인다면 위암 발병률을 절반으로 줄이는 것은 시간문제입니다.

천의 얼굴을 가진 헬리코박터 파일로리균은 단순히 위장병만 일으키는 것이 아닙니다. 이 균에 감염된 상태가 지속되면 만성염증이 생기거나, 인체 내 여러 가지 변화가 생겨 몸의 이곳저곳에 문제가 생김니다. 우선, 신장(키)이 자라지 않습니다. 균에 저항하는 물질이 생성되어 성장호르몬 대사를 억제하기 때문입니다. 또 심장 및 뇌혈관 질환이 나타날 확률도 높아집니다. 헬리코박터균에 저항하는 물질이 생기면 혈액 안에 있는 기름기와 각종 염증 세포들이 혈관에 달라붙어 혈관이 막힐 위험이 높아집니다.

그렇기 때문에 고지혈증이 있는 사람이 헬리코박터균에 감염되면 죽상동맥경화증, 심근경색증 등 혈관질환의 유발 확률이 높아집니다. 또한 균에 저항하는 물질이 뇌혈관을 좁게 만들어 극심한 편두통이 유발되기도 합니다. 편두통 환자에게 제균 치료를 하면 편두통이 감소하는 것을 알 수가 있습니다. 발가락이나 손가락 등 사지 말단부가 차가워지는 레이너드 현상이 있는 환자도 마찬가지입니다. 제균 치료를 받으면 뚜렷하게 증상이 호전되는 것을 알 수가 있습니다. 정확한 이유는 밝혀지지 않았지만 류머티즘, 파킨슨병, 만성피로증후군, 갑상선염 등도 헬리코박터 파일로리균과 연관이 있다고 봅니다. 최근에는 암도 종류에 따라 전염성이 있다는 설이 설득력을 얻고 있습니다.

간암은 간 기능 저하로 시작해 간염이나 간경변을 거쳐 일어나는 경우가 대부분입니다. 간 기능 저하는 음식물의 내용이나 과도한 음주, 수면 부족이나 생활 습관, 바이러스로 인해 일어납니다. 그러나

간은 '침묵의 장기'라고 불릴 정도로 참을성이 강한 장기이므로 피폐하고 손상되어도 그 증상이 겉으로 잘 나타나지 않습니다. 간암은 **정상→간 기능 저하→간염 · 지방간→간경변 · 간경화→간암**으로 발전됩니다. 따라서 간염이나 지방간이 있을 경우 더 이상 진전되기 전에 완벽한 치료를 요구하고 있으나, 현대의학으로는 치료에 한계가 있어 완치까지는 많은 어려움이 있는 것도 사실입니다.

어깨 결림의 원인 1순위도 간이 제구실을 못 하기 때문입니다. 즉, 과식이나 과음으로 인해 간에 과부하가 걸린 경우가 많습니다. 간은 우리 몸의 제1화학 공장으로서 과식이나 과음을 할 경우 매일같이 중노동을 해야 합니다. 그 결과 간이 과도하게 비대해지면서 기능이 저하되어 본연의 의무를 수행 하는 데 많은 지장을 초래합니다. 지방간처럼 간에 지방이 많이 형성된 경우에는 허리 통증, 어깨 결림 등 근골격계 질환으로 고생하기도 합니다. 이 경우 직접적인 원인이 되는 술과 식사량을 줄이는 것이 최우선의 방법입니다. 간은 침묵의 장기기 때문에 아프다고 신호가 왔을 때는 이미 늦습니다. 평소 간 건강을 지키기 위해 간에 좋은 음식을 섭취하면서 자신의 건강을 틈틈이 챙겨야 할 것입니다.

중풍은 **정상→얼굴 · 팔 · 다리 마비, 언어 장애→뇌경색, 뇌출혈**로 발전합니다. 얼굴과 팔 · 다리에 마비 증상이 있거나, 언어가 어눌해지면 지체 없이 응급조치를 받아야 합니다. 4~5시간이 지나면 위험합니다. 설마가 사람 죽인다는 말이 있습니다. 시간이 흐르면 나아지겠지 하는 안일한 생각은 금물입니다. 조금 힘들고 귀찮지만 큰 질병을 사전에 막기 위해서는 전조 현상이 나타나면 특단의 조치를 취해야 합니다.

특히, 심혈관 질환은 늦어도 4시간 이내에 응급조치를 받아야 후유증을 최소화할 수가 있습니다.

수술만이
해결책은 아니다

비를 싫어하는 사람은 있을지 모르지만, 눈을 싫어하는 사람은 아마도 거의 없을 것입니다. 겨울에 내리는 눈송이는 아름답기도 하지만, 하얀 눈으로 덮인 설경은 잠시나마 동심의 세계로 돌아가게 합니다. 새털같이 가벼운 눈도 한 송이 한 송이 모아지면 언젠가 튼튼한 나뭇가지도 부러지고 비닐하우스도 무너져 내립니다.

우리의 건강도 이와 같습니다. 건강은 절대 모래성 무너지듯 하루아침에 무너지지 않습니다. 또 하루아침에 회복되지도 않습니다.

오늘날 병원성 질병은 급격히 줄고 있습니다. 대신 암, 중풍, 심장병, 당뇨병, 고혈압 같은 비병원성 만성질환자들이 대부분입니다. 병원균처럼 눈으로 확인해서 죽일 수 있는 병이 아닌 비병원성 만성질환에 현대의학은 속수무책입니다. 발병의 근본적인 원인이 명확하지 않고 복합적이기 때문에 증상 완화에만 매달리고 있는 실정이 안타 깝기만 합니다. 또 증상에 대한 이해가 부족한 환자들은 불쾌한 증상이 가라앉으면 대부분 치료가 되었다고 착각을 합니다. 증상을 억누르면 당장은 편할지 몰라도 치유 작용을 억제당한 몸은 당연히 근본적인 치유의 기회를 잃게 되며, 결국 병은 더 악화되고 계속 약을 먹어야 하는 악순환이 반복되는 것입니다. 치유 작용이 계속 억제당하면 나중에는 면역력을 완전히 잃게 되어 큰 병에 무방비로 노출되는 결과를 낳기도 합니다. 증상 완화제는 완치 요법이 아니기 때문에 평생 먹을 수밖에 없는 실정입니다.

현대의학은 만성병을 치유하기보다는 평생 달고 살아야 할 병이므로 계속 증상을 억누르면서 사이좋게 지내라는 말만 되풀이하고 있습니다. 완치 요법이 아닌 대중 요법 중심의 치료는 결국 장기간의 약물 복용으로 인한 부작용을 낳고 더 나아가 새로운 병을 부추깁니다. 결국 증상 완화제의 장기 복용은 몸 전체의 균형을 깨고, 면역력을 약화시켜 더 심각한 병을 키우는 환경을 만드는 것입니다.

우리 몸에는 수술로 제거해도 좋을 만큼 불필요한 곳은 거의 없습니다. 흔히 편도선과 맹장은 없어도 되는 기관이라고 알고 있으나, 이것은 무지의 소치입니다. 우리 몸에서 온전히 필요 없는 기관은 출생

때부터 존재하지 않습니다. 편도선은 목을 통해 들어오는 박테리아나 바이러스 등을 걸러주고, 감염에 맞서 싸우는 항체를 만드는 방어 체계의 하나입니다. 체내로 들어오는 바이러스를 막는 과정에서 편도선이 붓고 열이 나며 감기에 걸리면 부기가 오래가기도 합니다. 바이러스에 맞서 싸우는 과정에서 나타나는 증상인 셈입니다. 이런 중요한 역할을 하는 편도선을 제거하면 편도선이 붓고 열이 나는 일은 없겠지만, 바이러스나 세균이 쉽게 들어와 결국 더 큰 병에 노출되면서 더 심각한 병으로 발전되기도 합니다.

그런데 눈에 보이는 증상에만 연연해 온 현대의학은 자주 붓고 열이 나는 골치 아픈 편도선만 없애면 된다고 생각했고, 그 결과 편도선 제거 수술을 대대적으로 유행시켰습니다.

그러나 우리 몸에서 편도선의 중요한 역할이 알려진 후로 편도선 제거 수술은 주춤해졌습니다.

한때 성행했던 맹장 제거 수술도 현대의학의 근시안적인 공격성을 잘 말해주는 수술입니다. 맹장 역시 우리 몸에서 병원균과 싸우는 면역기능을 담당하고 있어 여러 가지 질환을 사전에 예방하는 역할을 합니다. 잦은 질병에 노출되는 대장에 비해 거의 질병이 없는 소장은 맹장의 혁혁한 면역기능 덕분으로 보아야 합니다. 당시 많은 외과 의사가 다른 이상으로 복부 수술을 하면서 어리석게도 건강한 맹장을 제거하는 부수적인 맹장 수술을 권하기도 하는 잘못을 범하기도 했습니다.

불과 10년 전에는 담낭절제 수술도 흔히 시행되었습니다. 보통 쓸개라고 부르는 담낭은 지방의 소화를 돕는 소화액인 담즙을 저장하므로 인체에서 없어서는 안 되는 중요한 기관입니다. 그런데 담낭에서 결석이 생기면 증상이 있든 없든 무조건 잘라내는 것을 원칙으로 삼고 자행했으니, 담낭을 절제한 환자들의 미래가 암울한 것 같아 안타깝기만 합니다. 다행히 요즘은 담낭결석이라는 진단을 받아도 제거하지 않고 원형 그대로 치료하는 것을 원칙으로 하고 있습니다.

당시 담낭을 제거한 환자는 수술 후 지방을 제대로 소화하지 못해서 또 다른 문제에 시달리고 있습니다. 담즙에서 나오는 알칼리액과 비장에서 나오는 산성액이 조화롭게 잘 혼합해 원활한 소화를 유도하고 있는데, 어느 날 갑자기 알칼리액이 중단되면 소화가 불편해지는 것은 당연한 이치입니다. 조화로운 인체의 전부를 보지 않고 병든 기관에만 매달리는 공격적 치료는 적절치 못한 수술을 마구잡이로 권했고, 그로 인해 불필요한 위험에 노출되거나 또 다른 문제를 안게 되는 경우가 많았습니다.

수술뿐만 아니라, 인위적으로 하는 무리한 다이어트는 담낭결석을 초래할 수 있습니다. 예후가 어렵고 무척 괴로운 질병 중의 하나가 바로 담석증입니다. 그런데 과도한 다이어트로 담석증 환자가 남성보다 여성에게 2배 이상 많이 나타난다는 것은 충격적인 사실입니다. 이는 장기간에 걸쳐 과도한 다이어트를 하게 되면 지방 섭취가 극도로 제한되어 담즙이 줄어들면서 담낭에 먼저 들어온 담즙이 담낭에 고인 상태로 농축되어 딱딱하게 굳어진 것이 담석증입니다. 간에서 분비되는 담즙은 알칼리 소화액이고, 비장에서 분비되는 이자액은 산성 소화액으로 서로 대립적인 소화액의 분비가 균형을 유지하고 있어야 건강하나 부족하면 병이 생깁니다.

'S라인이나 몸짱' 만들기가 유행처럼 번지고 있습니다. 따라서 20대 여성이 체형관리를 위해 단기간 과도한 다이어트를 시도하는 경우가 늘면서 담석증 환자 또한 급증하고 있습니다. 이런 현상을 감안해 젊은 여성들은 과도한 다이어트 시 특별히 주의할 필요가 있습니다.

인체는 미네랄을 간절히 원한다

지구 표면의 70%, 인체의 70%가 물로 형성되어 있습니다. 살아있는 모든 것은 물로 만들어졌다고 해도 과언이 아닐 만큼, 지구상의 모든 생물체는 한시라도 물을 떠나 살아갈 수가 없습니다. 따라서 물의 중요성은 아무리 강조해도 지나치지 않습니다. 그렇기 때문에 이제는 정말 물을 오염시키지 말고 아껴 써야 합니다.

과일이나 채소를 구입할 때 좀 더 싱싱하고 친환경적인 것을 선택하듯 물 역시 마찬가지입니다. 당연히 오염되지 않는 깨끗하고 순수한 물을 마셔야 됩니다. 미네랄이 풍부한 깨끗한 물은 유해한 노폐물을 몸 밖으로 배출시켜 주고 몸속을 청정하게 만들어 신진대사에 많은 도움을 줍니다. 하지만 미네랄이 부족하고 오염물질을 함유하고 있는 물을 마실 경우 이 물이 체내에 흡수되면 그대로 몸속에 축적되면서 변비, 신장결석, 담석증 등 만만찮은 만성질환의 원인이 될 수도 있습니다.

또한 끓이지 않는 물을 마시는 것이 건강을 위해서는 최선입니다. 끓이지 않는 물에는 산소를 비롯해서 칼슘, 칼륨, 마그네슘, 등 우리 몸에 필요한 미네랄과 각종 세균 등이 많이 포함되어 있습니다. 반면 물을 끓이게 되면 대부분의 유해한 세균도 죽게 되지만, 이와 함께 물 고유의 생명력도 파괴됩니다. 따라서 건강을 생각한다면 당연히 미네랄이 풍부한 깨끗한 생수를 음용하는 것이 매우 좋은 방법입니다.

현대인들은 미네랄 부족으로 몸이 산화되어 면역력이 떨어지고, 이는 만성 질환의 원인이 되기도 합니다. 그렇다면 우리가 먹는 식품이나 음식에는 과연, 우리 몸이 필요로 하는 미네랄 성분이 얼마나 다양하게 들어 있을까요?

채소와 과일은 대부분 조기 수확을 위해 비닐하우스에서 재배합니다. 그렇다 보니 미네랄의 최고 보고인 토양은 대부분 생태계가 파괴되어 미네랄 흡수에 심각한 문제점을 안고 있습니다. 주변 환경이 좋은 노지에서 재배한 오이와 환경이 열악한 비닐하우스에서 재배한 오이를 비교할 때 미네랄 성분뿐만 아니라 인체가 필요로 하는 다른 영양분도 부족하다는 것은 당연합니다.

도시인들이 선호하는 물을 조사하면 정수기 물, 끓인 물, 생수 순으로 나타납니다. 수돗물을 그대로 먹는 가구는 거의 없습니다. 그러다 보니 약방의 감초격인 미네랄을 자연스레 흡수할 곳은 찾을 수가 없습니다.

3%의 소금이 바다를 정화시키듯, 인체의 신진대사를 관여하는 4%의 미네랄은 미량이지만 엄청난 힘을 발휘하고 있어 미네랄 확보가 무엇보다도 시급합니다. 히말라야산맥의 산자락에 살아가는 장수촌의 훈자족들은 사시사철 눈으로 덮여 있는 만년설에서 녹아 흘러내리는 물을 아무런 여과장치도 없이 음용합니다. 그래도 미네랄이 풍부하기 때문에 질병 없이 건강한 백세시대를 살아가고 있습니다. 또 독일은 물과 식품에서 얻지 못한 부족한 미네랄은 별도로 섭취하고 있을 만큼, 미네랄은 우리 몸에 없어서는 안 되는 중요한 역할을 도맡아 하고 있습니다.

기적의 물도 있습니다. 프랑스 루드르 샘물, 백혈병 치유에 탁월한 효과가 있는 독일 노르데나우 지방의 물, 당뇨병을 치유한 멕시코 트라코테의 물은 현재까지 유명세를 타고 있습니다.

그렇다면 인체가 필요로 하는 건강에 좋은 물은 어디서 어떻게 구입해서 먹어야 할까요? 다행이 우리나라는 비상시에 쓸 민방위 비상급수시설이 지자체별로 설치되어 있습니다.

주민들의 건강을 위하여 평시에는 생수로, 전시에는 비상급수로 개방하고 있습니다. 물론, 민방위 비상급수 시설은 분기마다 수질 검사를 한 후에 개방하니 안심하고 음용하셔도 됩니다.

인체에 진정으로 필요한 좋은 물이란 빗물이 떨어져 표토층, 자갈층, 암반층을 통과하면서 1백 년이라는 긴 시간 동안 1백m 이상 깊이 내려가면서 자연정화 기능에 의거 오염 물질은 제거되고, 인체에 필요한 미네랄을 다양하게 흡수한 물입니다.

요즘 시판되는 생수 종류는 엄청 많습니다. 수입산 생수도 많으며 가격도 천차만별입니다. 그러나 미네랄 성분이 과연 얼마나 함유되었는지 궁금하다면 석출 현상 실험도 중요할 것입니다.

한편 현대인들은 거의 수돗물을 먹지 않습니다. 먹으면 큰 탈이라도 일어날 것처럼 생각합니다. 한 마디로 허드렛물 정도로 생각하고 있습니다. 염소 때문에, 일반 세균, 대장균이 우려되어, 수도관 노후로 인한 녹물 때문에 등 갖가지 이유로 먹지 않습니다. 수돗물이 다수의 사람에게 불신임 받는 이유는 아마도 전 세계인들이 불가피하게 소독약으로 사용하는 염소 때문일 것입니다.

수돗물의 소독 방법은 염소 소독, 오존 소독, 자기 처리 등 여러 가지 방법이 있으나 처리 비용이 저렴하고 사용이 편리한 염소로 소독하는 것이 요즘 추세입니다. 특히 염소 소독은 세균을 박멸하는 데는 탁월한 효과가 있지만, 혼탁한 물일 경우 접촉하면 암을 유발할 수 있는 우려가 있기 때문에 그대로 음용하는 것을 꺼리는 것은 당연할 것입니다. 염소에는 트리할로메탄이라는 발암 물질이 생성되지만, 기준치에 턱없이 부족하므로 안심하고 음용해도 인체에는 전혀 해가 없다고 합니다. 그럼에도 불구하고 직수를 먹는 인구는 오히려 감소하고 있으니 실로 아이러니합니다.

수돗물에서 염소 냄새가 더욱 심하게 나는 이유 중의 하나가 미처 제거되지 못한 박테리아 등의 유기물이 염소와 결합한 상태로 있기 때문입니다. 다시 말해서 깨끗한 물에 염소를 적당량 투입할 경우 인체에 무해하지만 고인 물, 오염된 물 등 더러운 물에 염소를 투입할 경우 화학반응이 일어나 치명적인 유해를 가져올 가능성이 높습니다. 특히 수돗물을 사용하면서 주의할 점은 수도꼭지에 고무호스를 끼워 사용하는 것을 자제해야 합니다. 고무호스를 사용할 경우 수돗물에 녹아있는 잔류 염소와 고무호스 내 페놀 성분(가소제, 착색제)이 화학반응을 일으켜 페놀의 한 종류인 클로로페놀이 발생합니다. 클로로페놀은 독성이 있어 많은 양을 섭취할 경우 중추 신경계에 이상을 일으킬 수 있으며, 소화기계 점막을 자극하거나 구토, 경련 등 급성 중독 증상을 일으킬 수 있으며 불쾌한 냄새를 유발합니다.

생명의 물, 신비의 물 알고 마시나요?

1. 어떤 물이 인체에 가장 좋을까?

지층은 대체적으로 표토층-자갈층-암반층으로 구분할 수가 있다. 빗물이 떨어져 지하로 스며들면서 표토층과 자갈층에서 오염 물질을 제거하고, 암반층에서 좋은 광물질(미네랄)을 머금고, 땅 위루 올라 온 생명수가 인체가 진정으로 원하는 좋은 물이다.

빗물을 측정하면 수소이온 농도 5~7정도의 산성이나, 지하로 스며든 기간이 100년 정도 지나면 인체가 좋아하면서 강력한 힘을 발생할 수 있는 ph7.4~7.6의 약알칼리성 물이 된다. 100년이라는 긴 세월 동안 제대로 된 지층을 통과하면서 오염 물질은 걸러지고, 암반층에서 몸에 좋은 미네랄을 흠뻑 흡수한 약알칼리수가 인체에 가장 좋은 물이다.

한마디로 요약하면 미네랄이 균형 있게 들어 있는 육각수로서 약알칼리, 활성수소가 풍부하면서 유해 물질이 없는 시원한 생수!

2. 생수의 석출현상

빗물이 떨어져 지하로 스며들면서 100년 이상 장구한 시간 속에서 100m 이상 지하로 스며들어, 암반층에서 미네랄을 흡수한 깨끗한 물이 진정한 지하수다. 이 생수에는 칼슘, 칼륨, 망간, 마그네슘 등 50여 종의 인체에 정말 필요로 하는 미네랄 성분이 가득 녹아있다.

물을 얼릴 경우 물의 특성상 순수한 물부터 얼게 된다. 이 과정에서 밀려난 칼슘, 칼륨, 마그네슘 등의 미네랄 성분이 음이온인 탄산이온 등과 결합해 이물질과 같은 형태로 나타나게 된다. 이것이 소중한 우리 몸에 없어서는 안 될 3~4%의 보물 같은 미네랄이며, 인체의 신진대사를 좌지우지한다.

만약 미네랄이 의심된다면 1ℓ 정도의 페트병에 물을 채워 냉동실에서 100% 얼린 다음, 다시 녹인 후 햇빛이나 밝은 형광등에 비춰보자. 그러면 미네랄이 풍부한 물은 밥알을 풀어놓은 것과 같은 형태로 관찰되는데, 이를 석출현상이라고 한다.

3. 건강에 좋은 물, 더 건강하게 마시려면?

생명수, 신비스러운 물을 어떻게 마시면 인체가 좋아할까? 맥주잔 기준으로 하루에 8잔 이상, 약 2ℓ 정도의 물을 마시는 것이 가장 일반적인 권장사항이다. 그런데 피부에도 좋고, 다이어트에도 좋다는 물이 체질에 따라 다르게 작용할 수가 있다. 나의 몸 상태에 따라 수분 섭취가 이롭게 혹은 해롭게 작용할 수가 있다는 사실을 알아야 한다. 물을 많이 마시면 피부가 촉촉해지면서 건강관리에 필수적이다. 하지만 물을 싫어하는 소음인이라면 비위장의 기능을 강화시키는 것도 한가지 방법이다.

미네랄이 균형 있게 들어있는 육각수는 방광염, 요로결석 담결석 등의 예방과 치료에 많은 도움이 된다. 요로결석 초기에는 충분한 수분 섭취를 통해 자연 배출을 도울 수 있으며, 방광염 치료 시에도 소변을 묽게 하고 세균이 씻겨 나가도록 돕는다.

아침에 일어나자마자 시원하게 한 잔, 식사 1시간 전후에 여러 번 나누어 하루 2ℓ 정도 마신다.

나도 모르는 내 몸 ①
사상체질로 본
건강과 음식과의 관계

　일찍이 사상체질을 알았더라면 지금의 삶보다 더 행복하게 살아가고 있지 않을까, 하는 때늦은 반성을 해봅니다. 다들 자신의 체질 구분이 어렵다고 하지만 몇 가지 중요 사항을 터득하면 의외로 쉽게 판단할 수가 있습니다.

　중국의 명의로 화타를 떠올리고, 한국의 명의로 동의보감의 저자인 허준과 사상체질의 창시자인 동무 이제마를 빼놓을 수가 없습니다. 동무 이제마가 창시한 사상체질은 태양인(5%), 소양인(30%), 태음인(40%), 소음인(25%)의 4종류로 구분하고 있으며, 분류 방법은 대체적으로 성격, 병증, 외모로 분석해 판단하지만 딱히 자신의 체질을 정확히 알기까지는 적잖은 노력이 필요합니다.

◆ 태양인

1. 특징 : 폐와 대장이 실하고 간담이 허한 편이다.

2. 신체 : 상체가 웅장해 광채가 나고 위엄이 있다. 그러나 전체적으로 볼 때 신체는 왜소한 편이다. 또 눈이 빛나고 이마가 넓으며, 인상이 강하고 귀가 발달했으며, 머리가 크다.

3. 성격 : 화통하고 직선적이며, 물욕이 없고 사교적이다. 그러다 보니 귀가 얇은 게 흠이다. 앞으로 나아갈 줄만 알지 후퇴를 모르는 성격의 소유자다. 따라서 높이를 추구하는 경향이 있어 직관이 강한 특징이 있다.

4. 병증 : 간이 약하므로 간과 관련한 질병인 간염, 지방간 등이 있을 수 있다. 태양인은 보통 감기를 모르고 사는 경우가 많다. 어쩌다 감기에 걸려도 콧물, 재채기, 설사의 증상은 거의 없고 허리 통증과 소변의 양이 감소하는 게 대부분이다.

5. 음식 처방 : 태양인에게 있어 육류는 별로 도움이 못되고 포도가 좋다. 또 문어나 낙지 등 해산물은 태양인의 간 기능을 도와주는 보간 음식이므로 수시로 먹는 것이 좋다. 기운이 위로 오르고 발산하는 작용이 강하므로 기운을 아래로 잡아주는 것이 중요하다. 따라서 마음을 향상 안정시키고, 자극적이고 매운 음식이나 고칼로리의 음식은 피하는 것이 좋다.

◆ 소양인

1. 특징 : 비위가 실하고 신장과 방광이 허한 편이다.

2. 신체 : 상체가 실하고 하체가 허하며, 눈빛이 차가운 느낌을 주며 톡 튀는 느낌이 있다. 눈 끝이 올라간 경우가 많고, 이마가 돌출되었으며, 상하로 넓은 편이다.

3. 성격 : 매우 정열적이고 성질이 급하다. 또 어디에서나 튀기를 좋아한다. 빠르기를 추구하는 경향이 있어 순발력이 뛰어나다. 그러나 순발력과 창의력이 뛰어난 반면 끝마무리가 엉성한 게 흠이다.

4. 병증 : 위산의 분비가 많아 신물이 올라오거나 속이 쓰린 증상이 많으며, 위궤양과 십이지장궤양이 많다. 또한 당뇨병과 전립선 질환자도 있다. 감기 초기 증상으로 몸살, 갈증, 편도선염이 많으며 발병 후 2~3일이 지나면 가슴이 답답하고 소변이 시원치 않는 증상이 나타난다.

5. 음식 처방 : 소양인에게는 오리고기나 제철 과일이 대표적인 보양식이다. 오리는 성질이 서늘해 몸에 열이 많으면서 허약한 사람에게 보약으로 쓰인다. 참외, 오이, 수박, 호박 등 박과에 속하는 과일도 성질이 차서 몸의 열기를 없애주고 섬유질과 칼륨이 많아 대소변을 잘 나오게 하는 효과가 있다. 소양인은 화를 많이 내거나 스트레스를 많이 받게 되면 피가 불에 마르듯이 고지혈증이 될 수도 있다. 따라서 화를 많이 내지 않으며, 기름진 음식을 적게 먹고, 신선한 야채와 과일을 많이 먹는 식습관이 필요하다.

◆ 태음인
1. 특징 : 간담이 실하고 폐와 대장이 허한 편이다.
2. 신체 : 허리가 특히 실해 보이며 드럼통 체질이다. 얼굴은 넓적하고

눈이 편평하며, 코가 크고 코폭도 넓은 것이 특징이다.

3. 성격 : 비교적 과묵하며 점잖고, 마음이 넓고 너그러운 편이다. 그러나 고집스럽고 편협한 면도 있다. 한 번 시작한 것은 끝까지 붙들고 늘어나는 지구력이 있어 성공하는 사람이 많으며, 자신의 의견을 끝까지 관철하는 끈질긴 성격이다. 또한 매사에 신중하며 이해타산을 많이 따지는 편이며, 천성은 조용한 것 같으나 많은 궁리를 하며, 좀처럼 속마음을 잘 드러내지 않으며 폭을 추구하는 경향이 있어 다양한 경험을 좋아한다.

4. 병증 : 폐가 약하므로 호흡기 질병이 자주 발생하며 비염, 편도선염 등이 많다. 감기 초기 증상으로 땀이 없고 몸이 무거우며, 머리와 목의 당김, 갈증, 인후염 등이 많이 나타난다. 그리고 땀을 내지 않고 2~3일이 지나면 장염 증상이 심해진다.

5. 음식 처방 : 태음인은 신진대사의 문제가 많기 때문에 비만이 되기 쉬우므로 육식보다는 채식으로 몸을 맑게 하는 것이 좋다. 장어는 몸에 허열이 있고 쉽게 피곤을 느끼는 사람과 어린이의 영향실조 등에 좋은 약이 되는 식품으로 단백질과 지방, 이온화된 칼슘이 많아 정력증진에 도움이 된다. 또 도라지, 연근, 당근, 무 등의 야채와 수박 등을 수시로 먹어서 부족한 수분과 전해질을 보충하는 게 좋다.

◆ 소음인

1. 특징 : 신장과 방광이 실하고 비위가 허한 편이다.

2. 신체 : 가슴 부위가 약하고 엉덩이 부위가 잘 발달되어 있다. 또 인상이 유순하고, 얼굴 폭이 좁고 갸름한 모양이며, 눈꼬리가 약간 처진 곡

선형을 보인다.

3. 성격 : 사색적이고 가정적이며, 섹스에 강하며 여자는 현모양처의 스타일로 애교가 넘친다. 그러나 지극히 내성적이라 세상 고민을 다 안고 살아간다. 그러다 보니 스트레스를 해소할 특별한 방법이 없어 담배를 선호하는 사람이 많으며, 깊이를 추구하는 경향이 있어 깊은 생각을 많이 한다.

4. 병중 : 소화액 분비가 잘되지 않아서 위의 활동력이 약하고, 속이 더부룩하여 위무력과 위하수 등의 질병이 잘 발병한다. 감기 초기 증상으로 콧물과 재채기가 많다. 그러다 2~3일이 지나 소화 장애 및 설사를 동반하는 경우도 있다.

5. 음식 처방 : 소음인에게는 소화 기능을 왕성하게 해주는 음식이 좋다. 삼계탕과 흑염소 고기는 성질이 따뜻해 소화 기능을 왕성하게 해줄 뿐만 아니라 기력 보충에 효과가 있다.

지금까지 사상체질에 관한 특징을 비롯해 성격, 병증, 그리고 그에 따른 음식 처방을 살펴봤습니다. 그러나 만병의 근원은 바로 스트레스임을 알아야 할 것입니다. 스트레스를 받지 않고 일상을 즐겁게 받아들이면 엔돌핀, 내뇌 몰핀 등 첨단 과학으로도 만들 수 없는 좋은 효소가 생성되어 건강에 많은 도움이 되지만, 괴롭게 짜증스럽게 일상을 받아들이면 아드레날린이라는 독이 발생되어 우리 몸에 치명적인 타격을 줍니다.

스트레스는 뱀독의 30배정도 나쁜 효소를 발생시킨다고 합니다. 스트레스를 줄이기 위해서는 마음을 비우는 지혜가 필요합니다. 의학적으로 분석해 볼 때 질병의 80~90%가 스트레스에서 온다고 합니다. 스트레스를 받게 되면 자연 살해 세포의 능력이 떨어집니다. 자연 살해 세포는 우리 몸에서 이상한 물질이 생기면 잡아먹는 세포입니다. 즉 암세포와 같이 비정상적인 세포가 출현할 경우 이를 인식해 잡아먹는 세포입니다. 스트레스는 이 자연 살해 세포의 능력을 떨어뜨려 암 발생을 촉진시킵니다. 따라서 스트레스를 받으면 1차적으로 우리 몸의 중요 장기가 가장 먼저 심각한 타격을 받게 됩니다.

무병장수하려면 잘못된 성격과 생활습관을 바꿔야 하는 것은 기본이고, 또한 낙천적이고 긍정적으로 살아가는 것이 무엇보다 중요합니다. 좀 더 구체적으로 이야기하면 완벽한 결과를 추구하는 것보다 성실한 과정을 중시하자는 것입니다. 여유 있는 삶과 관심의 방향을 나에게서 남으로 바꾸는 것도 중요하고, 다른 사람의 말을 경청하고 이웃과 삶을 공유하는 것도 중요합니다. 꽉 짜인 스케줄로 바쁘게 하루 일정을 소화하는 현대인으로서는 적든 크든 스트레스를 받지 않는 사람은 아마 드물 것입니다. 이처럼 스트레스는 우리의 일상생활과 밀접한 관계가 있습니다.

스트레스에 따른 각 기관의 병증들

심장 - 분노를 조절하지 못하면 심근경색, 협심증, 고혈압 유발

폐 - 기관지염, 천식 유발

위 · 십이지장 - 신경성 위염에서 십이지장궤양 유발

대장 - 갑작스런 설사 및 변비 유발

생식기 · 생리 전 불쾌감, 성 기능 장애 유발

팔 · 다리 - 류머티스성 관절염 유발

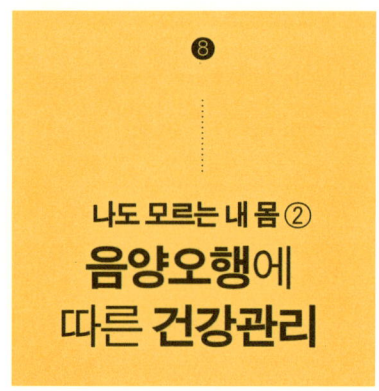

나도 모르는 내 몸 ②
음양오행에 따른 건강관리

이제 자신의 체질을 알았으면, 머리가 조금 아프더라도 오행을 알아야 합니다. 오행을 알아야 자기 체질에 맞는 음식을 알 수가 있습니다. 오행은 그 뜻이 정말 심오하며, 동양의 의술과 철학에 약방의 감초처럼 광범위하게 활용됩니다.

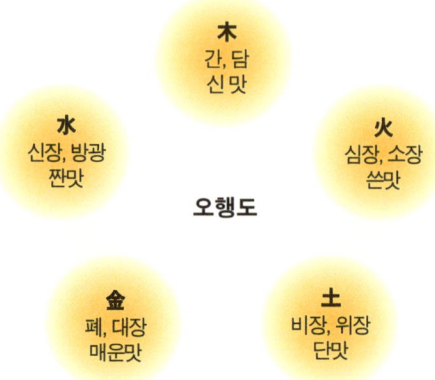

오행도

위와 같이 목, 화, 토, 금, 수가 일반적인 오행배열입니다. 목·화처럼 가까이 있으면 상생관계로 서로 돕는 사이지만, 목·토처럼 떨어져 있으면 상극관계로 서로 해를 입히는 불편한 사이입니다. 인체는 균형 유지가 무엇보다도 필요합니다. 균형을 잃어버리면 만성질환을 초래하는 등 인체에 많은 문제가 발생합니다.

그러나 조물주가 인간을 창조하면서 누구나 한 장기는 실(남아돈다)하고, 한 장기는 허(부족하다)하게 만들었기 때문에 어떤 체질이라도 자신의 체질에 대해서 억울하게 생각할 필요도 실망할 필요도 없습니다. 나름대로 체질을 체크해 허한 부분을 보완한다면 누구나 건강한 삶을 살 수 있도록 인체 구조가 잘 만들어져 있습니다.

폐와 대장이 실하고 간과 담이 허한 태양인이라면, 장기의 실과 허의 균형을 맞추기 위해 평상시에 신맛이 나는 음식을 즐겨 먹으면 건강관리에 많은 도움이 됩니다. 건강한 사람을 보면 누가 가르쳐 주지 않아도 허한 쪽의 음식을 즐겨 먹는 것으로 습관화되어 있습니다.

간과 담이 실하고 폐와 대장이 허한 태음인이라면, 매운 음식을 즐겨 먹는 습관을 들이면 건강해집니다. 즉, 태양인은 간이 허하기 때문에 술은 몸에 독이 되고, 태음인은 폐가 허하기 때문에 담배가 독이 됩니다.

비와 위가 실하고 신장과 방광이 허한 소양인이라면, 짠 음식과 찬 음식을 즐겨 먹어야 합니다. 또 신장 방광이 실하고 비와 위가 허한 소음인이라면, 단맛과 열이 나는 음식을 즐겨 먹는 습관을 길러야 합니다.

소음인은 평소에 몸이 차고 기혈의 순환이 안 되어 고지혈증이 생길 수 있으며, 여기에 신경을 많이 쓰거나 스트레스를 많이 받게 되면 증세가 더욱 악화되어 고지혈증이 올 수도 있습니다. 따라서 음식을 따뜻하게 먹으며, 운동을 꾸준히 하고, 항상 마음을 편안하게 하고, 지나간 일에는 집착을 하지 않는 게 좋습니다. 소화기의 기능이 약하기 때문에 비만이거나 과식으로 인한 고혈압은 드물고, 뚱뚱하지도 않는데 혈압이 매우 높으며, 기분에 따라서 혈압이 오르락내리락하는 경우가 많습니다. 매사를 철두철미하고, 남에게 싫은 소리를 듣지 않기 위해 원칙적으로 일처리를 하다 보니 신경이 많이 쓰이게 되고, 긴장을 하게 됨으로써 고혈압이 오게 됩니다. 따라서 항상 마음을 넓게 가질 수 있도록 하며, 세부적인 일에 신경을 쓰지 말 것이며, 모든 일을 자신이 확인해야 마음이 놓이는 성격을 고쳐야 합니다.

우유! 먹는 자와
배달하는 자,
누가 더 건강할까?

운동은 동양에서는 기운의 흐름으로 설명하고 있습니다. 따라서 기운의 흐름 자체가 좋아지면 매력이 발산하고 순풍에 돛단 듯이 기분이 좋아집니다. 에너지의 공급과 배설에는 다양한 기관과 장기가 관여하지만 중심이 되는 것은 근육입니다. 우유를 받아먹는 사람보다 배달하는 사람이 훨씬 더 건강한 이유가 바로 그 때문입니다. 척추관도 날마다 흔들어야 연골 호르몬이 생성되어 뼈를 보완함으로써 허리가 아프지 않고 건강합니다.

운동을 권유하면 시간이 없다는 말을 가끔 듣고는 하는데, 이 말은 건강관리에는 관심이 없다는 것과 다르지 않습니다. 천하를 다 얻은들 건강을 잃어버리면 무슨 소용이 있겠습니까? 건강은 건강할 때 지키라고 하는 말은 진리입니다. 나중에 건강을 잃어버리고 후회하지 않으려면 시간이 날 때 운동을 하는 게 아니라, 만사 제쳐 놓고 운동부터 하는 것이 현명한 사람이 아닐까요?

그러나 아무리 좋은 운동도 무리하면 마이너스가 됩니다. 운동을 누구보다도 열심히 하는 직업적인 운동선수들은 신체 나이가 가장 젊을 것 같지만, 의외로 실제보다 늙어 보이는 경우가 많습니다. 운동으로 젊어지느냐, 늙느냐의 핵심은 활성산소와 항산화 효소에 달려 있습니다. 신체 내 활성산소가 많아지면 이것이 세포들을 마구잡이로 산화시켜 늙게 합니다. 반대로 항산화 효소가 많으면 세포 산화가 지연되어 노화가 방지됩니다. 이처럼 운동은 항산화 효소도 만들지만 활성산소도 만들어 냅니다.

운동 강도가 강하면 상대적으로 활성산소가 많이 만들어집니다. 따라서 운동 능력 최대치의 60% 선을 유지하는 것이 좋습니다. 따라서 운동 시 느끼는 피로의 정도를 '운동 시작 → 약간 힘들다 → 힘들다' 의 3단계로 나눴을 때, 처음 시작할 때는 '약간 힘들다' 까지 하고 숙련되면 '힘들다' 까지 하면 좋습니다.

무리한 운동은 폭식과 과식으로 이어질 가능성이 큽니다. 운동 후 폭식을 막기 위해서는 운동 시간은 30분~1시간 정도로 제한하는 것이 좋습니다.

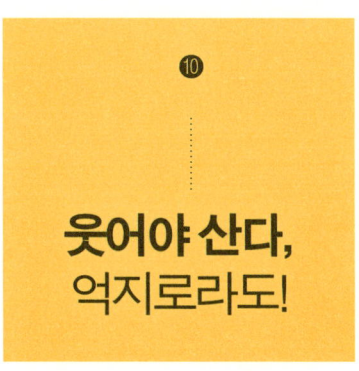

웃어야 산다,
억지로라도!

    흔히 인간을 소우주라고 표현합니다. 인간은 우주와는 아주 밀접한 관계가 있으며, 인간의 몸과 마음은 우주의 본질대로 살아가면 오로지 즐겁고 건강하게 살아갈 수 있도록 설계되어 있는 것입니다. 그렇기 때문에 날씨가 추우면 같이 추워야 하고, 더우면 같이 더워야 합니다.

    우주의 순리에 어긋나면 병이 생기거나 지구상의 존재는 불투명해집니다. 그래서 인간을 소우주에 비유하는 것입니다.

자연	인간
대우주	소우주(인간)
하늘	영혼
지구	인체
오대양육대주	오장육부
지표의 2/3가 바다	인체의 70%가 수분
365일	365혈
산맥	뼈
물	피
빙산 14%	지방 14%

　웃음으로 모든 것을 고칠 수 있다는 것을 인정하는 사람들이 많아지고 있습니다. 실제로 웃으면 병균을 죽이는 항체인 인터페론 감마 호르몬의 분비가 증가되어 바이러스에 대한 저항력도 향상된다고 합니다.

　실제로 남자 10명에게 1시간짜리 배꼽 잡는 비디오를 보여 주면서 보기 전과 후의 혈액 속 면역체 증감을 연구한 결과, 웃을 때 인터페론 감마의 분비가 200배 증가했다는 사실을 밝혀냈습니다.

　이처럼 웃음은 암도 고쳐주는데, 우리는 어른이 될수록 웃음을 잃어버립니다. 어린 아이는 하루 평균 400번을 웃는데, 어른은 하루 평균 15번 밖에 웃지 않는다고 합니다. 그래서 우리는 빨리 늙어 가는지도 모릅니다.

일노일노 일소일소(一怒一老 一笑一少)

한 번 화를 내면 한 번 늙고, 한 번 웃으면 한 번 젊어진다는 이야기입니다. 우리 몸은 총 650개 근육으로 되어있는데 한 번 큰소리로 웃으면 이 중 231개 근육이 운동을 하게 됩니다. 이때 얼굴의 근육만 해도 15개의 근육이 운동을 하게 됩니다. 실험 결과, 큰소리로 1분 동안 웃으면 10분 간 조깅을 한 것과 같이 건강에 도움이 된다고 합니다.

우리 주변에 웃는 사람들을 보면 마음이 긍정적이기 때문에 대개 일도 적극적으로 하게 됩니다. 일을 적극적으로 하게 되는 사람은 결국 남들보다 빨리 승진하거나 사업에 성공합니다. 그런 뜻에서 아는 사람을 만날 때나 친절한 사람을 만날 때 고마움을 표현해야 할 때 의식적으로라도 웃음이나 미소를 지어보는 것은 어떨까요? 웃음이나 미소를 짓다 보면 세상의 그 어떤 완고한 마음도 열리게 됩니다.

그러기 위해서는 과욕을 버리고 베푸는 마음을 가져야 합니다. 욕심은 건강을 해치게 되나 베풀게 되면 건강이 좋아집니다. 베푸는 마음을 가지면 뇌 속에서 건강에 도움이 되는 좋은 호르몬이 무제한 분비되어 건강이 좋아집니다. 죽을병에 걸린 사람이 베풀고 베풀었더니 건강이 회복되는 경우를 종종 볼 수가 있습니다. 남을 위해 베푸는 사람은 늘 웃음이 끊이지 않습니다.

여자가 남자보다 더 오래 사는 이유는 술과 담배를 덜하고, 심장이 튼튼하고, 잠 잘 자고, 특히 더 잘 웃기 때문이라는 연구 결과도 있습니다.

보통 사람들은 행복할 때 웃습니다. 하지만 웃기 때문에 행복감을 느끼는 것도 사실입니다. 웃는 행동을 취하면 기분이 더 나아지는 것을 느낄 수 있습니다. 진화론적으로 봤을 때 타인이 웃으면 따라서 웃도록 되어 있다는 것입니다. 그래서 웃음은 전염이 된다고 말하는 것입니다. 얼굴에 웃음을 가득 머금은 사람을 바라보며 인상을 찌푸리는 것은 무척 힘든 일입니다. 웃음 가득한 얼굴로 비즈니스 미팅에 나간다면 아마 예전과는 다른 결과를 얻을 수 있습니다.

◆ 가짜 웃음은 어떨까요?

사람들은 스스로 가짜 웃음을 잘 만든다고 생각하지만 보통 사람들은 스스로를 잘 파악하지 못하는 경우가 많습니다. 가짜 웃음을 정의할 수 있는 기준은 없습니다. 만약 타인이 웃는 모습을 보고 따라 웃는다고 해서 과연 이 웃음이 진정한 웃음인지, 아니면 가짜인지 말할 수 없습니다.

◆ **타인에게 더욱 매력적으로 느껴지는 특별한 웃음이 있을까요?**

보통 미국에서는 윗니를 시원하게 드러내면서 웃는 경향이 크고, 영국에서는 아랫니를 드러내며 웃는 경향을 보인다는 것이 흥미롭습니다. 하지만 웃는 모습 그대로가 매력적인 것이지, 특정하게 웃는 모습이 매력을 더욱 발산하는 것은 아닙니다. 하지만 밝고 크게 웃는 웃음은 좋은 건강과 높은 삶의 질과 연관이 있습니다.

◆ **과연 웃음이 건강에 도움이 될까요?**

미국 캔자스대학 타라 크라프트 교수팀은 169명의 대학생을 무표정 그룹, 입가만 웃는 그룹, 눈까지 웃는 그룹으로 나누어 스트레스 상황에서의 반응을 관찰했습니다. 웃는 표정은 실제 웃는 것이 아닌 젓가락을 이용해 의도적으로 만들었습니다. 그 결과 입가만 웃거나 눈까지 웃는 표정을 짓고 있는 그룹보다 동일한 스트레스 환경에서 스트레스 지수가 낮았고, 심장 박동 수도 적었습니다.

그렇다면 과연 웃는 표정이 신체에 어떤 영향을 끼친 걸까요? 크라프트 박사는 이렇게 말합니다. 웃을 때 얼굴의 근육들이 움직여 뇌에 신호를 보내면, 뇌는 즐거운 일이 있는 것으로 생각하고 엔도르핀을 분비한다며 억지로 미소를 지어도 그 효과는 진짜 웃는 것과 거의 동일하다는 것입니다. 신경호르몬인 엔도르핀은 기분을 좋게 하고, 통증을 감소시키는 작용을 합니다. 진통제로 사용되는 모르핀보다 3배 이상의 진정 효과가 있습니다.

이외에도 웃음은 다양한 건강 효과가 있습니다. 바로 뇌졸중 예방입니다. 미국 스텐포드 의대의 윌리엄 프라이 박사는 임상실험 결과 3~4분의 짧은 웃음이 혈액에 더 많은 산소를 공급해 뇌졸중을 예방한다고 밝혔습니다. 이때 뇌도 함께 활성화되기 때문에 치매도 예방합니다. 또한 면역력을 약화시키는 스트레스 호르몬인 코티솔을 감소시킵니다.

그러니 하루 종일, 1주일 내내, 평생 웃고 사십시오. 월요일은 원래부터 웃고, 화요일은 화사하게 웃고, 수요일은 수수하게 웃고, 목요일은 목숨 걸고 웃고, 금요일은 금방 웃고 또 웃고, 토요일은 토실토실하게 웃고, 일요일은 일어나자마자 웃는 습관이 중요합니다.

웃음은 다이어트에 도움이 되고, 근육과 뼈를 자극하며, 오장육부까지 진동하게 만들어 에어로빅과 맞먹는 효과가 있다고 알려져 있습니다.

동안을 만들어 주는 웃음 운동은?

턱은 얼굴선을 결정하는 부위이므로, 웃음 운동을 통해 탄력 있게 만들면 전체 얼굴 윤곽도 보기 좋은 형태로 변한다.

- 우선 턱을 좌우와 상하로 돌려본다.
- 그런 다음 입을 크게 벌리고 턱으로 천천히 원을 그린다.
- 연습할수록 유연성이 길러진다.
- 큰 소리로 '하하', '헤헤', '히히', '호호', '후후' 를 발음하면 얼굴 전체에 탄력이 생겨 노화를 방지하는 데 도움이 된다.
- 성대와 구강 내부를 자극해 얼굴 근육까지 자극시키는 효과가 있다.

이를 닦고, 물로 헹구는 것 같은 볼 운동도 있다. 마치 입 안에 물이 있는 것처럼 입을 오물오물 거려서 뱉는 동작을 반복한다. 볼 근육이 떨리면서 자연스럽게 진동을 한다. 볼 살을 빼는 데에 아주 좋다. 마지막에는 입 안을 부풀린 상태에서 양 볼을 손바닥으로 가볍게 두드려 준다.

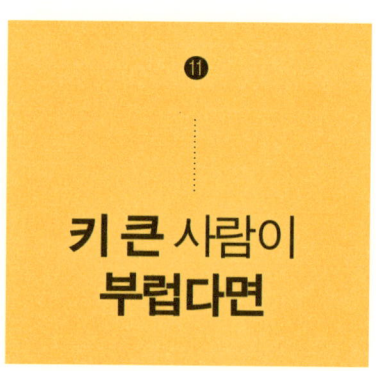

키 큰 사람이
부럽다면

우리는 현재 큰 키가 경쟁력이 되는 시대에 살아가고 있습니다. 한창 자라고 있는 아이를 둔 부모들은 어떻게 하면 우리 아이의 키가 잘 자랄까, 하고 고민을 합니다. 큰 키를 갈망하는 것은 아이들도 마찬가지입니다. 키가 큰 형과 누나들을 바라보며 부러워하니까요. 이런 상황 속에서 키에 대한 여러 가지 속설을 들으면서 진짜인지, 가짜인지 궁금해 하는 사람들이 많습니다. 따라서 키에 대한 속성을 알아봅니다.

◆ **우유를 많이 마시면 키가 잘 자란다.**

우유에는 칼슘과 단백질 등 키와 직접적인 관련이 있는 영양소들이 많이 들어 있어 뼈 성장에 많은 도움을 주는 것은 사실입니다. 그러나 다른 음식으로도 충분히 영양소를 섭취할 수 있는 요즘, 우유를 많이 마시면 키가 큰다는 말은 큰 영향력이 없다고 할 수 있습니다. 특히 황인종인 경우에는 체질적으로 우유를 잘 소화하지 못하는 사람들이 많기 때문에 키를 키우려고 무조건 우유를 많이 마시는 것은 어리석은 행동입니다.

◆ 잠을 많이 자야 키가 잘 자란다.

키는 성장호르몬의 절대적인 영향을 받습니다. 그러나 성장호르몬은 하루 종일 같은 양이 분비되는 것이 아니라, 잠을 잘 때나 운동할 때 가장 많이 분비됩니다. 특히 오후 10시부터 다음 날 오전 2시까지 가장 많이 분비됩니다. 따라서 이 시간에 수면을 취해야 성장호르몬이 제대로 분비되어 키가 잘 클 수 있습니다.

◆ 자위를 하면 키가 안 자란다.

자위행위를 많이 하면 키 성장에 방해가 됩니다. 한의학적으로 자위행위를 할 때 나오는 정액과 뼈의 구성 물질은 같습니다. 따라서 과도한 자위행위로 정액을 많이 배출하면 뼈의 성장을 방해하며, 성호르몬의 분비를 왕성하게 만들어 성장판이 빨리 닫힙니다.

◆ 흡연을 하면 키가 안 자란다 .

청소년기에 피우는 담배는 키 성장을 방해합니다. 흡연 전과 후의 성장호르몬을 측정한 결과 흡연 후의 분비량이 급격히 감소했다는 보고가 있습니다. 또 흡연을 하는 청소년의 성장판이 또래에 비해 훨씬 일찍 닫힙니다.

◆ 초경을 하면 키가 안 자란다.

잘 크던 키가 초경을 한다고 갑자기 딱 멈추는 것은 아니지만, 그 속도가 느려지는 것은 사실입니다. 성장판은 성장호르몬의 영향을 받는데, 성호르몬이 분비되면 그 활동이 점차 둔화되어 나중에는 단단한 뼈로 바뀌고, 키의 성장도 멈추게 됩니다. 따라서 여자의 경우 성호르몬이 분비되는 징후인 초경을 한 2~3년 후에는 성장판이 닫히게 됩니다.

◆ 남자는 7초에 한 번씩 섹스를 생각한다.

남자의 뇌구조는 여자와는 달리 섹스에 대한 많은 상상을 할 수 있도록 섹스 부분을 많이 차지하고 있어, 7초는 아니지만 자주 한다고 보면 됩니다.

◆ 물속에서의 성관계는 정자를 죽인다.

피임법으로 활용되기는 부족함이 많습니다. 뜨거운 물이 고환의 온도를 높여 정자의 수가 줄어들긴 하겠지만, 아예 없애지는 못합니다.

◆ 남성은 18세, 여성은 28세 무렵에 성적으로 가장 활발하다.

성호르몬 분비로 판단할 때 맞는 이야기입니다. 테스토스테론은 남성이 18세일 때 가장 많이 분비되며, 여성의 에스트로겐은 20대 후반에 최고조에 이릅니다. 그러나 이것이 성적능력의 최고조를 의미하지 않습니다.

알면 약이 되는 건강 상식들

1. 식초예찬

①건강을 위해

식초는 산성 성분이지만 몸에 들어오면 알칼리로 변해 위의 활동을 도와주고 혈압, 치매, 통풍 예방에도 효과가 있다. 식초는 물과 1:3비율로 섞어 하루 세 번 반드시 식후에 마신다. 또 식초는 찬물이나 주스에 섞어 마시는 게 좋다. 처음 먹을 때 간혹 일시적으로 속이 메슥거리고, 설사 또는 변비가 생기거나, 관절이 아프고, 콧등이 빨개지는 일이 있다. 그러나 2~3일이 지나면 사라지므로 개의치 말고 꾸준히 마시면 적응된다.

②스트레스 해소를 위해

과중한 업무와 스트레스로 피로가 몰려 올 때에 욕조에 물을 받아 식초 100㎖를 넣고 목욕을 하면 좋다. 몸도 개운해지고, 피부도 매끈해진다. 또 세숫물에 식초 몇 방울을 섞어 씻으면 얼굴이 몰라보게 매끈해지고, 기분도 상쾌해진다.

③아름다운 머릿결을 위해

머릿결이 푸석푸석하거나 비듬이 생겼다면 식초를 애용한다. 머리를 감고 마지막 헹굼 물에 식초 몇 방울을 넣으면 윤기가 생기고, 비듬도 방지하며, 정전기도 없어진다.

④악취 방지를 위해

냉장고 문을 열 때마다 음식 냄새가 풍길 때 식초 몇 방울을 탄 물로 냉장고 안을 청소하자. 악취도 사라지고, 곰팡이 살균 효과도 얻을 수 있다. 또 악취가 나는 주방 배수구에 식초를 흘려보내면 불쾌한 냄새가 사라진다.

⑤그릇의 윤기를 위해

마지막 헹굼 물에 식초를 풀어 그릇을 잠시 담그면 그릇의 냄새가 없어지며, 유리그릇은 윤기도 난다. 또 손이나 도마에서 양파나 파 냄새가 날 때 식초를 넣은 따뜻한 물로 씻으면 냄새가 사라진다.

⑥생선 비린내를 없애기 위해

고등어, 꽁치, 정어리 등을 조릴 때 식초를 몇 방울 떨어뜨리면 생선 비린내가 말끔히 사라진다. 생선구이를 힐 때 식쇠에 식초를 살짝 뿌리면 비린내가 없어지고, 눌러 붙는 것을 막을 수 있다.

⑦달걀 요리를 할 때도

달걀지단을 부칠 때 식초를 넣으면 잘 펴지고 찢어지지 않으며, 삶을 때는 식초를 넣으면 껍질이 잘 벗겨진다.

2. 알부민은 대단히 좋은 영양제일까?

아니다. 알부민은 혈액 속에 존재하는 단백질의 일종으로, 간에서 거의 합성이 이루어지며, 삼투압을 형성해 수분을 조절해 준다. 알부민의 정상 수치는 3.3~5.5g/dl이다.

알부민은 심한 화상, 급성 췌장염, 복막염, 간경화 등으로 인해 혈중의 알부민이 기준치 이하로 떨어졌을 때 이를 보충하기 위해 쓰는 것이다. 따라서 영양제나 피로 해소용으로는 절대로 사용할 수가 없다. 그러나 일부 사람들이 알부민을 마치 대단한 영양제인 것처럼 알고 알부민 제제나 주사를 맞기도 한다. 다시 말해 알부민 제제는 영양제로서 전혀 효과가 없고, 가격도 싸지 않으므로, 구입해 이용하는 것을 반대한다.

3. 링거는 건강에 좋은가?

①균형 잡힌 식생활로도 충분한 섭취가 가능하다.

우리가 쉽게 맞을 수 있는 링거는 만병통치약이 될 수 없다. 음식을 먹을 수 있는 사람이라면 포도당 수액이나 비타민 수액이 원기 회복에 도움이 되지 않는다는 것이 전문가들의 지배적인 견해다.

일반적으로 흔하게 사용하는 포도당 수액에 포함된 열량은 밥 한공기보다 적으며, 아미노산 수액제의 경우에도 평소 균형 잡힌 식생활에서 얻는 칼로리로도 충분히 섭취가 가능하다. 오히려 고혈압이나 심장 질환, 신부전 환자 등 만성질환이 있는 사람에게는 과도한 링거 투여가 심혈관계에 무리를 주어 독이 될 수도 있다.

일반적으로 병원에서 맞을 수 있는 링거의 종류는 포도당 생리식염수, 비타민, 아미노산 등이 주를 이루고 있다. 이들 수액제의 성분은 각각 우리 몸이 필요로 하는 3대 영양소인 탄수화물, 지방, 단백질이 주를 이루고 있다. 포도당은 탄수화물, 아미노산, 단백질을 이루는 영양소다. 정상적인 사람이라면 한 끼의 식사량으로도 충분한 영양분에 불과하다.

②부작용으로 득보다 실이 클 수 있다.

평소 고혈압을 앓아 온 환자나 신장 또는 심장 질환자에게 전해질 보충용으로 사용되는 수액 제제는 심장 쇼크 등의 부작용을 일으킬 수 있는 만큼 득보다 실이 클 수 있다. 신장이 나쁜 사람들이 무분별하게 링거를 맞게 되면 신장 기능이 악화될 수 있으며, 심폐 기능이 떨어진 사람들이 짧은 시간에 다량의 링거를 맞게 되면 심부전이 악화되거나 폐부종 등을 일으킬 수 있다.

또한 알부민 같은 아미노산 제재의 경우 건강한 사람이 투여 받을 경우 체내에 부족하지 않는 알부민이 그대로 소변을 통해 몸 밖으로 빠져나간다. 특히 간 기능이 약한 환자가 맞게 되면 체내 대사가 원활하지 않아 간성 혼수를 야기할 수도 있다. 이 밖에도 정맥주사를 통해 맞아야 하는 수액 제제는 혈관의 감염이나 알레르기 반응을 일으킬 수 있어 세심한 주의를 기울여야 한다.

③환자의 상태와 질병 여부에 따라 신중한 처방이 필요하다.

링거 제제의 종류만 해도 수십 가지가 넘기 때문에 환자의 상태와 질병 여부에 따라 신중한 처방이 필요하다. 컨디션이 나쁘다거나 기력이 쇠약해졌다고 판단해 무분별하게 영양주사를 맞는 것은 부작용 위험이 크기 때문에 지양해야 한다. 사람들이 링기를 맞고 기력을 되찾았다고 생각하는 이유는 링거를 맞는 동안 탈수 증상이 완화되거나 충분한 휴식과 숙면을 취했기 때문에 피로가 풀렸을 따름이다. 물론, 링거가 도움이 되는 사람이 있다. 심한 설사를 하거나 아예 식사를 못 하는 사람들이 이에 해당된다. 이는 수액 투여로 탈수를 막고 필수 영양소를 공급해 줄 수 있기 때문이다.

또한 갑작스런 저혈당이나 저혈압으로 발생한 응급 상황일 경우에는 적절한 수액 제제가 당 수치와 혈압을 조절하는 데 도움이 된다.

4. 두 얼굴의 진통제

①오남용과 부작용의 위험이 크다.

해열제, 두통약 등 진통제는 생활의 일부라고 할 만큼 우리에게 친숙하다. 두통, 치통, 생리통은 물론 조제 감기약에도 빠지지 않고, 관절염 등 근골격계 통증에도 널리 쓰인다. 국내에서 단일 약재로는 소화제 다음으로 많이 처방되고 있다. 처방전 없이 구입할 수 있고, 복합 제제에 섞이기도 해 일반인들의 진통제 사용 빈도나 양은 생각보다 많다. 그만큼 오남용도 쉽고 부작용 위험도 크다.

②습관적으로 장복할 경우 신장병 유발

진통제를 습관적으로 복용할 때 발생하는 대표적 질환이 진통제로 인한 신장병증이다. 이 질환은 아스피린, 아세트아미노펜, 카페인 등이 함유된 진통제를 장기간 복용할 때 잘 나타난다. 이 경우 신장 조직의 변형 및 섬유화로 인해 만성 신장 질환에 이르며, 특히 여성에게 잦다.

신장병증이 생기면 신장의 소변 농축 능력이 떨어져 야뇨증이 생기고, 소변 검사에서 백혈구가 검출되며, 이전에 없던 고혈압과 혈뇨, 단백뇨 등이 관찰된다. 또 일부 신장 조직이 떨어져 요관으로 빠져나가면서 심한 통증을 유발하는가 하면, 빈혈이나 요로 종양이 생기기도 한다.

특히 계속 진통제를 복용해야 하는 만성 신 질환 환자들은 이 때문에 신 기능이 악화되어 결국 돌이킬 수 없는 상황에 이르게 된다.

③진통제, 제대로 알고 먹자.

진통제를 올바르게 사용하려면 자신이 복용하는 약을 알아야 한다. 그렇지 않으면 다른 질환으로 진통제가 처방될 경우 과다 복용으로 이어지기 쉽다. 따라서 진통제와 일반 의약품을 함께 복용할 때는 미리 의료진과 상의해야 한다. 특히 진통제로 쓰이는 아스피린은 고혈압이나 당뇨환자들이 일상적으로 복용하기도 하는데, 이런 상태에서 다른 진통제를 추가로 복용할 경우 출혈성 위염이나 위궤양은 물론, 혈전을 생성하거나 혈류 저하를 초래할 수 있으므로 각별히 주의해야 한다. 비스테로이드성 소염진통제는 장기 복용하면 궤양 등 위장 장애를 유발하므로 60세를 넘긴 고령자나 소화성 궤양 병력자, 스테로이드를 상용하거나 흡연·음주자, 다른 약물을 복용하는 동맥경화증 환자 등은 조심해야 한다.

④주의 사항을 잘 지켜야 한다.

진통제 사용에 따른 주의 사항도 알아둬야 한다. 진통제를 복용하면서 술을 마시면 위장 출혈과 함께 간독성 위험이 커진다. 또 카페인이 함유된 진통제를 커피나 녹차, 콜라 등 카페인 음료와 함께 섭취할 경우 손이나 눈자위가 떨리거나 가슴 두근거림 등 카페인 부작용이 나타날 수 있다. 오렌지 주스는 진통제의 흡수를 방해하며, 철분이 든 영양제와 진통제를 함께 복용하면 소화 불량이 악화될 수도 있다.

5. 요로결석에 맥주가 좋은가?

많은 신상 결석 환자들이 맥주를 마시면 결석이 잘 빠져 나온다고 믿고 있다. 물론 맥주 자체가 대부분 물이니까 그러한 논리는 전혀 근거 없는 것은 아니나, 맥주를 마실 바에야 물을 다량 마시는 것이 훨씬 치료에 보탬이 된다. 그런데 맥주를 많이 마시게 되면 맥주 성분에 수산염이 많아 체내의 칼슘과 더불어 수산화칼슘이라는 요로결석을 생성하기 쉽다는 사실을 잊으면 안 된다.

6. 아이들은 하체를 차게 하면 좋을까?

어떤 어머니들은 아랫도리를 벗겨 키우는 것이 좋다고들 하는데, 아마 기저귀에 의한 염증을 예방하거나 고환을 차게 하는 목적이 아닐까. 그런데 차갑게 하는 것은 이익보다 손해가 많다. 그 이유는 하체를 차게 하면 혈액 순환이 저하되고, 아이들이 체온 조절 중추의 발달이 미약해져 오히려 감기 등에 걸리기 쉽다는 것이다.

그리고 더 중요한 이유는 하체를 차게 하면 기의 흐름이 오히려 둔화되고 역 순환되므로, 장기간 차게 할수록 체내의 기가 난조에 빠져 신체 저항력이 떨어지게 된다. 고환을 지나치게 뜨겁게 하지 않는 이상 고환 내의 정자들이 쉽게 죽지 않는다는 사실도 알아야 한다.

7. 채식주의자가 오래 살까?

장수하려면 채식을 많이 먹으라고 권장한다. 채소나 야채에는 비타민, 미네랄 등이 다량 함유되어 있기 때문에 당연히 좋다. 그러나 너무 일방적으로 채식을 좋아한다면 건강해 질 수가 없다. 그것도 일종의 편식이기 때문이다. 세계적으로 장수하는 마을인 러시아의 코카사스 주민들은 채식뿐만 아니라 육식을 곁들여 균형 있는 식사를 한다. 따라서 너무 편중된 채식 위주의 식단은 추천하기가 어렵다. 고루고루 균형이 잡힌 음식이야말로 건강의 지름길이기 때문이다.

채식과 육식의 비율은 8:2 정도가 표준이다.

8. 간장약이 피로 해소에 좋은가?

술을 마신 뒤 대형 약국에 가면 간장약과 드링크제를 같이 주는 경우를 자주 보게 된다. 어젯밤에 과음했다고 이야기하면 당연히 간장약 계통을 내 놓는다. 과음을 했으면 오히려 시원한 물을 마시는 것이 간장에 좋은데, 간장약을 먹어서 알코올을 해독한다는 것은 한 마디로 웃기는 일이다.

간장을 보호하고 싶으면 술을 적게 마셔야 하는데, 우리나라의 경우 2~3일에 술 1병꼴이라고 하니 간장약을 제조하는 회사나 그것을 취급하는 약국들이 돈을 벌지 않을 수 없게 되어 있다.

9. 일반 채소의 농약 성분 때문에 암에 걸리기도 하는지?

기본적으로 과일과 채소를 많이 먹는 사람은 암 발생의 위험이 현저히 낮아진다. 이때 먹는 과일과 채소가 유기농인지 아닌지는 상관없다. 학계에서는 아직 과일과 채소에 묻은 농약 성분 때문에 암 발생의 위험이 높아진다는 주장이 확인된 바 없다. 다만 사과, 시금치, 피망 등에는 농약이 일반 농산물에 비해 많이 함유되어 있으니 먹을 때 조심하는 것이 좋다.

미국 FDA의 발표에 따르면 미국 내 농산물 중 농약 허용치 이상을 함유한 것은 전체의 3%, 해외 농산물은 전체의 4%에 불과하다고 한다.

10. 선크림이 암을 유발할 수 있다?

선크림에 들어있는 비타민A 성분이 햇빛에 노출되면 피부 종양의 성장을 촉진한다는 주장이 발표된 적은 있다. 그러나 이 연구 결과는 쥐를 대상으로만 실험한 것으로써 인간에게도 해당되는지 여부는 아직 밝혀진 바 없다. 게다가 모든 선크림에 그런 성분이 들어 있는 것도 아니며, 선크림을 바르지 않아서 생기는 해로움이 훨씬 크다는 사실을 알아야 한다.

11. 생수의 플라스틱 통에 든 화학성분이 암을 일으킨다?

이는 근거 있는 주장이므로 조심해야 한다. 플라스틱 생수통과 젖병에서 자주 검출되는 비스페롤A 화학 물질은 유방암과 심장병을 일으키는 원인이 되기도 한다. BPA는 일종의 환경호르몬으로서 약한 수준의 에스트로겐처럼 작용해 종양 세포를 자라게 한다.

따라서 물을 플라스틱 통에서 직접 마시기보다는 금속이나 유리로 만든 컵으로 마시는 것이 바람직하다. 아이 젖병을 고를 때는 BPA가 들어있지 않은 것을 고르면 된다. 시중에 상당히 많은 젖병이 요즘 BPA를 제거하고 출시되어 있다.

특히, 재활용 코드 7이 적힌 플라스틱 제품을 피해야 한다, 여기에 BPA가 가장 많이 함유되어 있기 때문이다. 주유소나 마트 등에서 뽑아주는 영수증에서도 BPA가 많이 묻어 있으니 조심해야 한다.

12. 구강 청결제는 안전한가?

70년대 실시한 몇몇 연구 결과에 따르면 구강 청결제에 함유된 에탄올이 구강암을 일으킨다고 한다. 특히 구강 청결제는 담배와 같은 다른 발암 물질에 대항하는 입 안 세포 조직을 더욱 약하게 만든다는 주장도 제기되었다. 그러나 미국 치과협회의 조사 결과 구강 청결제와 암과의 연관성은 극히 미미한 것으로 나타났다.

13. 감기약은 먹을 필요가 있는가?

미국, 영국, 독일은 감기약을 처방하지 않는다. 감기의 90~95%는 자연 치유력에 의거 치유된다. 일반 감기에 항생제를 사용하면 몸이 스스로 회복되거나 강해지려는 움직임을, 오히려 방해하거나 부작용이 심해 아주 치명적일 수도 있다. 열이 나면 몸이 열을 내 바이러스를 물리치고 있는 중이며, 맑은 가래나 콧물이 나오는 것은 목과 콧속의 나쁜 분비물을 내 보내고 있다는 증거로 볼 수가 있다.

14. 구운 마늘은 풍치의 아픔을 잠재운다.

풍치는 잇몸이나 잇몸 뼈에 염증이 생긴 치주 질환이다. 마늘에는 진통 · 해독 성분이 있어 통증을 잠시 가라앉힐 수 있다.

15. 햇볕에 그을린 피부에는 감자 팩이 좋다.

감자는 수분과 비타민c 외에 칼륨, 불소 등이 풍부해서 열로 달아오른 피부를 빨리 진정시킨다. 붉게 그을린 피부는 약해져 있어, 알레르기를 유발할 수 있으므로 조심해야 한다.

16. 생강즙을 끓여 마시면 기침이 멎는다.

생강은 성질이 깨끗하고 맛이 맵지만 독이 없다. 폐, 비, 위에 작용하며 입맛을 돋우고 구토와 기침을 다스린디, 생킹은 몸의 찬 기운을 밖으로 내 보내는 역할을 하고, 몸의 따뜻한 기운을 유지하는 데 도움이 된다. 기침이 나고 숨이 찬 증상에, 기침을 줄이고 가래를 삭인다.

17. 가지 꼭지를 죽염과 섞어 입에 머금으면 치통이 사라진다.

가지는 맛이 달고 성질이 차갑다. 열을 내리고 혈액 순환을 촉진하며, 통증을 멎게 하며, 부기를 가라앉힌다. 말린 가지 꼭지는 관절염과 화상 치료제, 진통제로 쓰인다. 가지의 약성은 꼭지에 집중되어 있다. 가지 꼭지를 달인 물로 양치하면, 입 안이 헐거나 치통이 있을 때 효험이 있다.

다이어트 VS 다이너마이트

　현대인들은 남녀노소를 막론하고 다이어트에 관한 관심도가 높습니다. 이처럼 다이어트에 관심이 집중되고 있는 이유는 날씬한 외모와 덤으로 건강까지 챙기겠다는 속내를 품고 있기 때문입니다. 하지만 실천에 옮기기까지는 그리 쉬운 일이 결코 아닙니다. 작심삼일이라는 말이 있듯, 일단 시도는 해보지만 완벽한 성공사례는 들어본 적이 별로 없습니다. 그만큼 다이어트는 어렵다는 표현이기도 합니다.

　비만은 고혈압, 당뇨병, 고지혈증, 협심증 등 다양한 병을 일으키는 주범이므로 다이어트는 건강의 필수조건이라 할 수 있습니다. 우리 어릴 적 보릿고개를 겪던 시절에는 다이어트라는 말은 들어본 적이 없습니다. 지금은 영양과잉 상태로 현대인들은 다이어트에 관심을 가질 수밖에 없는 처지에 놓인 것입니다.

문제는 무리하거나 그릇된 방법의 다이어트로 오히려 건강을 해치는 경우가 있다는 것입니다. 무리하거나 그릇된 방법으로 다이어트를 할 경우 일시적으로 날씬한 몸매를 만들 수는 있겠지만 후폭풍이 만만치 않습니다. 제일 먼저 영향을 받는 장기는 대장입니다. 음식물 섭취량이 어느 날 갑자기 적어지면 당연히 변이 적어져 자연 배설이 어려워집니다. 대변이 몸속에 오래 머물러 있으면 대변이 단단해져서 변비가 발생할 수 있습니다. 변비는 배설 시 매번 고통을 수반하고 만병의 원인을 제공하기 때문에 삶의 질을 떨어뜨리고 있습니다. 또한 변비 때문에 변을 볼 때 과도하게 힘을 주게 되며, 이런 원인으로 치질이 유발될 수도 있고, 항문 부위가 찢어지는 치열이 생길 수도 있습니다.

뿐만 아니라 만성적인 변비를 앓는 사람들의 경우 암 조직 등이 장을 막아 변이 잘 나오지 않는 것인데도, 변비가 심해진 것으로 착각한 나머지 대수롭지 않게 여기다가 치료시기를 놓칠 수도 있습니다. 간혹 다이어트를 한다며 관장약 등을 사용해 장을 억지로 비우는 예도 있는데, 이 역시 매우 잘못된 방법입니다. 관장약은 변을 보관하는 기관인 직장을 인위적으로 자극함으로 습관적으로 관장을 계속하면 직장 스스로 변을 배출하게 하는 능력을 떨어뜨릴 수 있습니다. 그 뿐만 아니라 항문과 직장의 신경감각이 무뎌져 변의를 느끼지 못하거나, 괄약근이 약해져 자신의 의지와 상관없이 변을 지리는 변실금 발생의 위험도 증가시킬 수 있습니다. 또 다이어트를 위해 음식을 일부러 토해내는 예도 있는데, 이 역시 대단히 위험한 행동입니다. 이러한 행동을 습관적으로 반복하면 식도에 병이 생길 수도 있습니다. 구토가 반복되어 위산이 식도를 지나 기도까지 넘어가면 만성 기침이 생기거나 목이 쉴 수 있고, 후두염과 천식이 유발될 수도 있습니다. 게다가 과도한 다이어트는 담낭이나 담관에 돌이 생기는 담석증을 유발하기도 합니다.

본래 담석증은 식생활이 서구화되면서 콜레스테롤 섭취량이 늘어난 것이 가장 큰 원인입니다. 체내에 콜레스테롤이 지나치게 많으면 이 가운데 특정 성분이 뭉쳐져 돌처럼 변하기 때문입니다. 특히 최근에는 젊은 여성들에게 담석증이 급증하고 있습니다.

20대 여성들은 단기간에 걸쳐 과도한 다이어트를 하는 경우가 많은데, 이때 지방 섭취가 극도로 제한되어 담즙이 담낭에 고인 상태로 농축되어 담석이 생길 확률이 높아집니다. 다시 말해 지방 섭취의 제한 때문에 담즙이 현저히 줄어들어 담낭에 정체되고, 이것이 지속되다 보면 돌처럼 굳어 담석이 되는 것입니다.

이 밖에도 다이어트의 부작용은 셀 수 없이 많습니다. 저혈압, 탈모, 탈수, 간 기능 장애, 면역력 저하, 부정맥, 단백질 불균형 등의 부작용을 불러올 수 있습니다. 또한 무리하게 세운 다이어트 계획이 심리적 압박과 스트레스로 이어져 폭식증이나 거식증 등이 생길 수 있습니다.

최근 서울의 여러 대학병원들이 40대 여성들의 골다공증의 발생 빈도를 조사한 적이 있습니다. 그런데 골다공증의 발생률이 놀라울 성도로 승가했다고 합니다. 과거에 비해 왜 이렇게 골다공증이 급증했는지 추적해 보니, 몸을 날씬하게 만들기 위해 다이어트를 한 주부들이 대부분을 차지했다고 합니다.

60세 이상에서 볼 수 있는 노인성 골절도 옛날에 비해 꽤 많이 발견되었다고 하니 가히 놀랄만한 일입니다. 잘 살게 되었다고 몸매에 신경을 쓰다 보니 균형 잡힌 영양분 섭취를 등한시했기 때문에 생기는 어처구니없는 결과입니다.

그렇다고 칼슘제재를 과잉 섭취하게 되면 부작용이 일어나므로 남용을 삼가야 합니다. 아직도 지구에는 이디오피아나 수단과 같이 기아에 허덕이는 나라가 있는 반면 세계에서 부자나라인 미국, 일본 등지에서는 다이어트로 인한 불균형 식사로 많은 사람이 죽어가며 아이러니한 광경을 연출합니다. 아름다움에 관한 왜곡된 시각 때문에 발생하는 참으로 어처구니없는 현대 문명의 산물입니다. 결코 남의

나라의 이야기가 아닙니다. 잘못된 식생활 습관과 과잉 다이어트는 건강을 위해서도 반듯이 고쳐야 할 시대적 산물인 것입니다.

남성이든, 여성이든 나이를 먹을수록 늘어나는 뱃살과 팔뚝살로 고민하는 사람이 적지 않습니다. 대부분 학창 시절엔 늘씬하다가도 여성은 20대 후반, 남성은 30대 중반이 되면 체중이 불어나 소위 말하는 아줌마, 아저씨의 몸매가 되는 경우가 많습니다. 뱃살뿐 아니라 얼굴도 점점 커져서 비호감형 체형이 되는 경우가 많습니다.

이처럼 걱정거리가 되어 버린 체중 증가의 원인을 성장호르몬 감소로 인한 자연스러운 현상으로 생각할지 모르지만, 그보다는 먹은 음식을 분해시키는 분해 능력의 감퇴가 주원인이라고 전문가들은 진단하고 있습니다. 섭취한 음식 중 살찌는 원인이 되는 탄수화물과 지방을 분해시키는 능력의 결정적 역할을 하는 것이 바로 프티알린이라는 효소 성분입니다. 가공 식품을 주로 먹는 도시 사람들보다 생식과 발효식품을 주로 먹는 시골 사람들의 체형이 훨씬 날씬한 이유도 프티알린 효소량의 차이라고 볼 수 있습니다. 다시 말해 나이가 들면서 효소량이 감소할수록 발효식품을 먹지 않고 인스턴트 식품이나 가공 식품을 많이 먹기 때문에 살이 찌게 된다는 것입니다.

그동안 많은 사람이 다이어트를 위해 온갖 다이어트 식품 섭취와 운동을 하면서도 쉽게 살을 빼지 못한 이유는 근본적인 원인을 해결하지 못하기 때문입니다. 급한 나머지 굶거나 무리한 운동으로 단시간 체중 감량에는 간혹 성공하더라도, 근본적인 신체 환경이 변하지 않기 때문에 다시 원상 복구되는 이른바 요요현상이 오면서 다이어트의 의욕을 잃기도 합니다. 이러한 부작용을 피하면서 체중 조절을 하려면 욕심을 버리고 단계적으로 살을 빼야 합니다. 6개월에 걸쳐 7~10% 정도 줄이는 것이 가장 이상적인 체중 조절입니다.

세상에서 가장 쉽고 완벽한 다이어트란?

다이어트에는 두 길이 있다. 하나는 고생길이고, 또 하나는 고행길이다. 다만 분명한 것은 한쪽은 현실이 즐거운 대신 결과가 불행하고, 다른 한쪽은 현실이 불만족스러울 수 있으나 건강하고 행복한 미래를 약속할 수 있는 건강한 사람이 선택하는 길이다.

인생에서 즐거움을 주는 몇 가지를 꼽으라면 식욕, 성욕 등은 누가 뭐라고 해도 빼놓을 수 없는 부분이다. 적당히 먹고 적당히 즐긴다면 건강과 행복은 걱정하지 않아도 되지만, 과욕이 엄청난 화를 불러들인다. 불행의 길을 가든, 아니면 건강하고 날씬한 몸매로 살든 본인이 선택할 일이다. 단, 두 길을 모두 선택할 권한은 없다. 그러나 한 가지 팁을 주자면, 다이어트는 고생이 아닌 고행이어야 한다는 것이다.

이 세상에서 후유증 없이 제일 안전하고 믿을 수 있는 다이어트는 적당히 먹고 열심히 운동하는 것이다. 이 말은 진리다. 마음대로 먹고, 별로 움직이지 않고 하는 다이어트 방법은 현재까지 이 지구상에는 없다. 아니 영원히 없을 수도 있다. 인체를 구성하고 있는 100조 개 세포의 특성을 분석하는 것은 인간의 힘으로 도저히 불가능하니까! 그러니 건강을 위해 살을 꼭 빼고 싶다면 인체에 충격을 주지 않고 실천하기 용이한 고행을 해야 한다는 것이다.

해보지도 않고 포기하거나, 급한 나머지 굶거나 식사량을 급작스레 줄인다면 우선 마음먹은 살은 빠질 것이다. 그러나 요요현상과 같은 엄청난 다이어트 딜레마에 빠지게 되어 몸과 마음을 상하게 된다. 간혹 잘못된 다이어트로 큰 질병을 초래하거나 죽음을 자초할 수도 있다. 처음 시작은 누구라도 어색하고, 힘들고, 어렵고, 불편하지만, 좋은 습관만 잘 기른다면 '모든 것이 옛날이야기' 라고 떠들며 살 수 있는 날이 돌아온다.

지금부터 일순간이 아닌, 영원히 소식할 수 있도록 습관을 들여 보자.

1. 먼저 마음가짐이 중요하다.

'일체유심조(一切唯心造)' 라는 말이 있듯, 이 세상 모든 것은 마음먹기에 달려 있다. 처음처럼 야심차게 세운 계획대로 꾸준히 줄기차게 관리한다면 반드시 소기의 성과를 거둘 수 있다. 가장 중요한 것은 오장육부가 완벽하게 태어난 사람은 이 세상에 단 한 사람도 없다는 사실이다. 그러니 억울하다는 생각을 하지 말고, 인내심을 갖고 실천한다면 언젠가는 웃는 날이 있으리라!

그러기 위해 '나는 지금부터 살을 빼기 위해 적게 먹는 것이 아니라, 건강하게 살기 위해 천천히 적게 먹는다.' 고 하는 발상의 전환이 중요하다. 대표적인 십장생 장수 동물인 학과 거북이는 매 끼마다 위의 50~70% 정도밖에 안 먹는 소식덕분에 1천년을 살아간다고 한다. 미물에게도 배울 것은 배워야 한다. 이것은 교훈이다.

2. 운동 먼저 하기

늘어나는 체중이 걱정될 때는 다이어트에 바로 돌입하기보다 운동을 먼저 시작하는 것이 건강하게 살을 빼는 비결이다. 다이어트 전 우리 몸을 에너지 저장형에서 에너지 소모형으로 바꿔야 식이요법의 효과가 높기 때문이다.

다이어트 전 운동을 할 때는 음식량을 줄이면 안 된다. 평소와 똑같이 먹으면서 운동만 시작하는 변화를 줘야 하는 것이다. 이렇게 운동을 시작한 뒤 8~12주가 지나면 우리 몸은 에너지 소모형이 된다. 에너지 소모형이 되면 근육의 미토콘 드리아 세포가 커지고 에너지 대사량이 늘어난다. 쉴 때도 에너지 소모가 많아 지게 되는 것이다. 이때 식사량을 조금 줄여주면 큰 어려움 없이 다이어트에 성 공할 수 있고, 요요현상도 크게 줄일 수 있다.

3. 음식 섭취

건강을 유지하는 데 운동 못지않게 중요한 또 하나의 열쇠가 있는데, 바로 '음 식 섭취량'이다. 전문가들은 체중을 줄이려는 사람들에게는 운동보다 섭취 칼 로리를 줄이는 편이 오히려 더 효율적이라고 말한다. 예를 들어, 300kcal를 소 비하기 위해 한 시간 동안 헬스클럽에서 운동을 하는 것보다는 하루 세 공기 먹 던 밥을 두 공기로 줄이는 게 더 현실적이라는 것이다.

따라서 진정한 다이어트는 운동과 함께 음식 칼로리를 줄이는 것이 철칙이다. 식이요법과 운동을 병행해야 체중 감량이 가장 빠르고 요요현상도 적다. 운동 이 어렵다면 식이요법이라도 하는 게 살도 빼고 건강을 챙기는 비결이다.

4. 매 끼마다 채소와 과일로 시작하자.

인체에 충격을 주지 않고 자연스레 살을 빼고 싶다면 식습관을 과감히 바꾸어 보자. 밥과 반찬을 함께 먹는 식습관을 양배추나 부추 등을 이용한 샐러드를 만 들어 먼저 배를 채우고, 조금 남은 공간을 밥으로 채우는 식습관이다.

그동안 많은 사람이 다이어트를 위해 온갖 다이어트 식품을 섭취하며 운동을 하는데도 쉽게 살을 빼지 못하는 이유가 뭘까? 근본적인 원인을 해결하지 못한 채 굶거나 무리한 운동으로 단시간 체중 감량을 꿈꾸기 때문이다. 그러면 간혹 성공하더라도 근본적인 신체 환경이 변하지 않기 때문에 다시 원상 복구되는 요요현상이 오면서 다이어트의 딜레마에 빠져 삶의 의욕마저 상실하는 경우가 허다하다.

인체를 살찌우는 영양소는 지방과 탄수화물이 악역을 맡고 있다. 초정밀적으로 만들어진 인체 환경이 변하기 위해서는 로푸드 식품을 즐겨 먹어야 하며, 먼저 먹어야 하며, 탄수화물은 나중에 먹고, 줄이는 것이 다이어트의 지름길이다.

5. 이제는 로푸드가 대세다.

아무리 건강에 좋은 식품이라도 빨리 먹으면 신호를 무시하고 달리는 차처럼 위험하고 아무런 의미가 없다. 위에 음식이 들어간 다음 포만감을 유발하는 신호가 뇌에 전달되기까지 최소 20분 이상 걸린다. 그러니 로푸드를 즐겨먹다 보면 거친 음식이기 때문에, 자연히 오래 씹어야 하므로 20분이라는 시간은 오히려 짧을 수도 있다. 가열하지 않고 날것 그대로의 음식, 로푸드를 매 끼니마다 푸짐하게 먹자. 그리고 습관화하자.

6. 올리브 오일을 1일 1잔(소주잔) 먹어 보자.

지중해 연안 사람들이 올리브 오일에 광란하는 이유는 피부에도 좋고, 몸에 좋은 성분이 많음을 오랜 경험과 과학으로 입증하고 있기 때문이다. 아침에 일어나 미네랄이 풍부한 생수를 시원하게 한 잔(맥주잔) 마시고, 올리브 오일 한 잔(소주잔)을 마시면서 기분 좋은 아침을 시작해 보자. 포만감을 느끼며, 식탐을 없애주는 것만 해도 다이어트에 절반은 성공한 셈이다.

올리브 오일은 생으로 먹기 때문에 가격이 조금 비싸더라도 품질이 좋은 올리브 오일을 구입해야 한다. 품질 좋은 올리브 오일의 정식 명칭은 '액스트라버진 올리브 오일' 또는 '골드 스프레드 액스트라버진' 이라고 표기되어 있다. 처음 한 잔은 먹기가 거북하거나 힘들 수도 있다. 하지만 좋은 나무열매에서 추출한 기름이기 때문에 몇 번 먹다 보면 다른 음료수보다 오히려 먹기가 편하다.

7. 배에 힘을 주고 생활하자.

흔히 복부를 달리는 자동차의 성능 좋은 엔진에 비유하기도 한다. 자동차 엔진은 분해하면 복잡하지만, 복부를 해부하면 그야말로 비계 덩어리로 조성되어 있다. 하지만 인체에서 없어서는 안 되는 중요한 역할을 하고 있다. 이 소중한 복부를 정성껏 관리해 성능이 100% 가동되도록 하자. 한 마디로 요약하면 복부는 항상 따뜻해야 하고 힘이 있어야 한다. 찜통더위에도 복부는 따뜻해야 되고, 힘이 들어가 있어야 한다. 멋을 내기 위해 배꼽을 노출시키거나, 힘이 없다고 배를 쑥 내밀고 다닌다면 육신을 움직이는 엔진이 얼마가지 않아 망가지는 것은 시간문제다.

8. 뱃살에는 모관(毛管)운동

잠자리에 들기 전 10분, 아침에 기상하여 10분, 이렇게 1일 20분 정도의 시간을 할애해 모관운동으로 아침을 상쾌하게 시작하자.
운동 기구도, 준비 운동도 필요 없기 때문에 실천하기가 용이하다. 머리가 맑아지면서 하루가 즐거워진다.
○ 모관운동이란?

모세혈관을 진동시켜 혈액 순환과 신진대사를 활발하게 도와주는 운동이다. 특히 모세혈관이 집중되어 있는 손과 발은 심장으로부터 멀리 떨어져 있어 혈액 공급이 원활하지 않아 수족 냉증이나 손발이 저리는 현상 등 다양한 질환이 유발될 수도 있다. 모관운동이 별로 힘들지 않고 효과가 탁월한 것은 평소 손과 발이 심장보다 낮은 위치에서 혈액을 공급받다 높은 위치에서 운동함으로써 원활한 혈액 순환을 도와주기 때문이다. 매일 밤 잠자기 전과 아침 일찍 기상과 동시에 적당한 모관운동은 스트레스 해소, 부종, 수족 냉증, 고혈압, 불면증, 다이어트 등에 많은 도움이 된다.

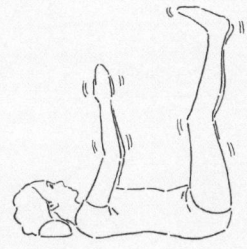

① 편안하게 바닥에 누워 그림과 같이 두 발과 두 손을 하늘을 향해 뻗는다.
② 손은 손바닥을 마주보도록 하고, 발은 발목과 직각이 되도록 한다. 처음에는 서서히 시작하여 탄력이 붙으면 더욱 힘차게 톡톡톡 털어 준다.
③ 횟수와 시간에 구애받지 말고 힘들 때까지 하고, 쉬어가면서 반복한다.
 * 1회 실행 시간은 2~3분 정도, 1분 간 진동은 160~200회 정도면 적당하다
④ 말초신경을 자극함으로써 혈액 순환이 원활하여 몸과 마음이 안정된다.
⑤ 팔, 아랫배, 옆구리, 허리의 군살을 빼주는 데 도움이 된다.
⑥ 실내에서 아무런 장비나 준비 운동 없이 할 수 있으므로 실행하기가 쉽다.

제 **2** 장

무엇이 우리의
건강을 위협하는가?

알면 알수록 두려운 환경호르몬

중국 중원을 최초로 통일한 진시왕. 그는 사후에도 부귀영화를 누리기 위해 연 인원 70만 명을 동원해 상상을 초월하는 규모의 초호화 무덤을 축성했습니다. 그것이 후세 사람들의 이목을 집중시키면서 엄청난 관광 수입을 올리고 있으니, 후손들에게는 효자 노릇을 톡톡히 하고 있어 역사적으로 볼 때 충격적인 아이러니인 셈입니다.

축성 당시에는 엄청난 국력 낭비와 강제 동원으로 아마도 전 국민의 지탄과 분노의 대상이 되었으리라 추측합니다. 더구나 축성에 동원된 70만 명을 무덤의 비밀로 영원히 간직하기 위해 모두 생매장했다고 하니, 당시의 무시무시한 공포 분위기는 필설로 표현하기가 어렵습니다.

문화유적은 나라마다 관리 형태가 조금씩 다르긴 해도 대체적으로 원형 그대로 보존하는 데 그 원칙을 두고 있습니다. 일설에는 도굴을 방지하기 위해 무덤 곳곳에 창과 칼 등을 이용한 암수를 비밀리에 설치해 무단으로 출입할 시 출입자의 목숨까지도 빼앗을 수 있는 장치를 해 놓았다고 하니, 옛 선인들의 지혜가 놀랍기도 합니다. 또한 진시황릉은 엄청난 규모만큼이나 궁금증을 불러일으키고 있지만, 아직노 무덤을 발굴하지 않고 자연 그대로 있어 그 신비로움은 더해지고 있습니다.

특히, 축성 당시 유물을 영원히 보존하기 위해 호수를 무색케 할 정도로 많은 수은으로 단장했다고 합니다. 이 부분에서 당시의 과학적인 문화를 짐작할 수가 있습니다. 내부의 사정은 알 수도 없지만, 출입을 허용하는 봉분에는 세월의 흔적으로 자생하는 석류가 과수원처럼 조성되어 가을이면 잘 익은 석류가 지천으로 떨어져 널려 있지만, 누구하나 관심을 갖는 관광객은 없습니다. 의아하게 생각할 수도 있겠지만 그곳에는 그만한 이유가 있습니다. 수천 년이 지난 지금도 변하지 않는 수은 바다가 흐르고 있다는 입소문이 무서워 관광 온 외국인들조차 탐스럽게 익은 석류를 거들떠보지도 않습니다. 왜일까요? 수은이라는 환경호르몬에 노출되면 인체에 치명적인 위해를 가져온다는 사실을 누구나 잘 알고 있기 때문입니다.

환경호르몬은 97년도 도쿄 환경대회에서 처음으로 사용한 신조어로서 가짜 호르몬이라고도 하며, 학술용어로 내분비계 교란물질이라고도 합니다. 주성분은 청산가리의 1만 배 이상의 맹독성을 가진 다이옥신입니다. 환경이 좋았던 옛날에는 지구상에 없었던 화학물질로서 물에 잘 녹지 않아 오줌으로 배설되지 않고, 지방에 잘 녹기 때문에 지방 조직에 축적되어 있다가 일정량이 되거나 면역력이 떨어지면 문제를 야기합니다. 다이옥신 1g이면 청·장년 2만 명을 치사할 수 있을 정도로, 극미량에 노출되더라도 아주 치명적입니다.

우리나라가 환경호르몬에 관심을 갖게 된 시점은 월남전에 사용한 고엽제 후유증을 실감한 후부터입니다. 기준치는 1조 분에 1로서, 노출되면 진짜 호르몬을 혼란시켜 즉사하거나 암, 당뇨 등 중질환의 발병을 유발시킵니다. 또한 대를 이어 기형아 및 사생아 출산과 정력 감퇴 및 성기능 감소 등을 유발시키는 아주 무서운 화학물질입니다.

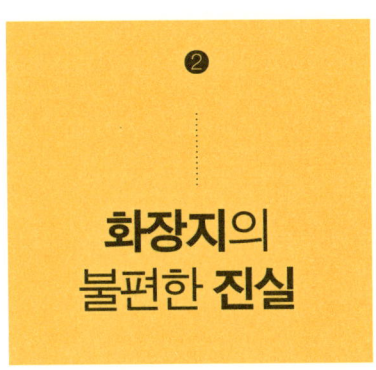

②

화장지의
불편한 진실

　눈을 의심하게 한 일이 있습니다. 식이섬유가 많은 식품을 섭취하면 다이어트에 도움이 되고, 배변이 수월하다는 것을 실제 체험하는 순간이었습니다.

　평소처럼 배설을 끝마치고 화장지로 닦았는데, 화장지에 대변이 전혀 묻지 않은 것입니다. 이상하게 생각하고 두세 번 닦아 보았지만 여전히 깨끗한 게 눈을 의심케 합니다. 성인이 되어 처음 느껴보는 아주 보배로운 순간입니다. 이런 상황이 되면 아주 상쾌한 기분으로 화장실에서 나올 수 있습니다. 또 휴지가 필요하지도 않을 것 같고, 항문 질환에 대해 거의 걱정하지 않아도 되는 기분 좋은 순간입니다.

　그러나 이와 대조적으로 휴지를 반 통 이상 쓰면서 항문이 시리고 아프도록 닦아도 여전히 화장지에 대변이 묻어나올 때는 기분이 별로 좋을 리가 없습니다.

실타래처럼 가늘게 나오는 변이나 삐질삐질 묽게 나오는 변 등 불량한 변이라면 식습관을 반듯이 개선해야 합니다. 기름을 바른 듯이 미끈하면서도 깔끔한 대변, 상쾌한 배변을 위해서는 섬유질이 풍부한 자연 식품과 짜고 맵지 않는 저자극성 음식을 먹는 것이 기본입니다. 또한 충분한 수분 섭취도 중요합니다.

명품 대변을 원한다면 식이섬유가 많은 현미밥과 섬유질이 풍부한 칡즙을 맥주잔으로 하루에 5잔 이상 나누어 마시면, 1주일 후 화장지가 필요 없는 깔끔한 변을 체험할 수가 있습니다. 그만큼 식이섬유가 풍부한 식품 섭취가 중요하다는 것입니다.

화장지로 너무 세게 여러 차례 닦으면 항문과 주변 피부가 손상을 입어 화장지에 표백한 환경호르몬으로 인한 염증이 발생할 우려가 있으므로 한 점 묻어나지 않을 때까지 닦는 것은 자제해야 합니다. 특히 성인은 항문 입구를 보호하기 위하여 자생하는 가는 털이 손상되지 않도록 주의해야 합니다. 즉, 땅의 기운을 흡입하는 항문과 그곳은 늘 청결해야 합니다.

우리나라는 산림이 열악하여 펄프 생산이 전체 사용량의 10~15% 정도밖에 안 됩니다. 그러다 보니 대다수 화장지는 재활용할 수밖에 없습니다. 재활용한 화장지는 보기에도 불쾌할 정도로 색깔 자체가 검게 퇴색되어 육안으로 보기에도 흉해 보입니다. 이를 깨끗하게 보이기 위해서는 불가피하게 환경호르몬이 흠뻑 들어있는 형광증백제를 사용하게 됩니다. 형광증백제는 피부에 오래 접촉할 경우 아토피, 피부염 등 각종 피부질환을 일으킬 수 있습니다.

특히 항문, 중요부분, 입술 등을 닦는 과정에서 노출 될 경우 장염, 소화기질환과 암까지 일으킬 수 있는 위험물질로 알려져 있습니다. 형광증백제 사용여부를 업체들이 표기를 하지않는 것은 기술표준원의 안전품질표시기준에 따른 표시의무가 없기 때문입니다.

하루 이틀이 아니고 평생을 두고 사용하다보니 화장지로 인한 부작용이 만만치 않습니다.

어릴 적에는 화장지가 없어 배변을 하고 뒤처리는 신문지, 책갈피, 짚, 감잎, 호박잎 등으로 하다 보니 팬티에 항상 대변이 묻어 지저분했지만, 친환경적이라서 아직까지도 항문은 멀쩡합니다. 당시 신문지, 책갈피는 정말 좋은 화장지 대용이었습니다. 마땅한 화장지가 없을 때는 감잎으로 항문을 닦아 보았는데, 표면 자체가 미끄러워 잘 닦이지 않아 팬티에 변이 묻어 한동안 불쾌한 적도 있었고, 또 호박잎으로 뒤처리를 하다가 5분 정도 항문이 따끔거려 혼쭐이 난 적도 있었습니다. 하지만 이 모든 게 오염되지 않는 천연 물질이라 아직까지도 아무런 탈 없이 멀쩡합니다.

    주유소에서 서비스로 주는 1회용 화장지는 사용을 자제해야 합니다. 어떤 7살짜리 여자 아이가 주유소에서 서비스로 주는 1회용 화장지를 지속적으로 사용하다 문제를 일으킨 사례가 있습니다.

    어느 날 자궁이 불편하여 종합병원에 가서 정밀진단을 받은 결과 자궁암이라는 진단이 나왔습니다. 재활용 화장지를 가감 없이 장기간 사용한 것이 자궁암의 원인이 되었다는 것입니다.

    우리나라에서 시판되는 화장지는 대부분 한 번 사용했던 종이를 재활용하기 때문에 화장지 선택에 주의가 필요합니다. 건강을 위해서는 차라리 거무스름하고 탁한 색깔의 화장지가 더 안전할 수 있지만, 겉으로 보기에 혐오스럽고 불쾌하기 때문에 사용자가 별로 없는 것 같습니다. 소비자의 다수는 화장지의 두려운 진실을 모르고 우선 눈으로 보기에 희고 깨끗한 화장지를 선호하게 됩니다. 그러다 보니 기업은 어쩔 수 없이 인체에 해악을 주는 형광증백제를 흠뻑 사용하여 표백한 후에 시판을 합니다. 그래서 우리가 환경호르몬에 쉽게 노출되는 것입니다.

    특히 화장지에 일반적으로 사용하는 표백제인 형광증백제는 오래 접촉할 경우 각종 질환을 일으키는 주범으로 알려져 있습니다. 그러나 많은 사람은 이를 모르고 화장지를 일상생활에서 아주 자연스럽게 사용하고 있는 것을 흔히 목격할 수가 있습니다. 특히 식당에 가면 여성들은 깔끔함을 위해 식탁 위에 수저를 챙기면서 화장지를 먼저 깔고 그 위에 수저를 놓는 것을 종종 목격할 수가 있습니다. 그만큼 화장지가 우리 생활에 깊숙이 자리매김하고 있다는 것을 알 수가 있습니다.

또 생활이 윤택해 시년서 삼삼오오 짝을 지어 공기가 맑고 전망이 좋은 야외에서 돼지고기를 프라이팬에 구워먹는 광경을 쉽게 목격할 수가 있는데, 돼지고기를 구우면서 나오는 기름을 제거하는 데도 영락없이 화장지를 사용합니다. 심지어 기름을 닦은 화장지를 프라이팬 가장자리에 밀쳐놓고 아무런 생각 없이 구운 돼지고기를 맛있게 먹는 것을 보면 돼지고기를 먹는 것인지 환경호르몬 중탕을 끓여서 먹는 것인지 어리둥절해집니다.

표백제로 불리는 형광증백제는 외관상 깨끗하게 보여 상품 가치를 높이기 위해 섬유나 합성수지 종이 펄프 등에 가감 없이 첨가되고 있습니다. 우리나라는 아직 형광증백제에 대한 기준치가 없는 실정이라 안타까울 따름입니다.

두루마리 화장지의 경우 재생펄프를 많이 쓰는데, 이 재생펄프에는 중금속이 미량 남을 수밖에 없습니다. 특히 천연펄프에 비해 색이

어둡고 탁해 이를 표백하기 위해 각종 형광물질 즉, 형광증백제가 많이 첨가되어 문제가 되는 것입니다. 현재 화장지는 제대로 된 기준과 관리가 이루어지지 않는 상태에서 식당이나 주유소, 길거리 등에서 매장 판촉용으로 나누어 주고 있는 실정입니다. 이런 곳에서 형광증백제가 포함된 화장지를 사용하는 것은 단 한 가지! 가격이 상대적으로 저렴하다는 이유입니다.

화장지도 쓰지 말라고 하면 대변을 보고 뒤처리는 어떻게 해야 합니까? 누군가 이에 대해 항변한다면, '물로 깨끗이 씻어 처리' 하는 방법을 권하고 싶습니다. 일상생활과 아주 밀접한 관계가 있으면서 정작 우리는 무관심, 그리고 무지함에서 벗어나지 못하고 있습니다. 결국 이런 형광물질에 노출되어, 환경호르몬이 우리 몸에 축척되어, 치료가 어려운 중병을 만든 현실을 후회하고 있는 것입니다. 그러니 이제부터라도 이런 어리석은 행동은 하지 말아야 하겠습니다.

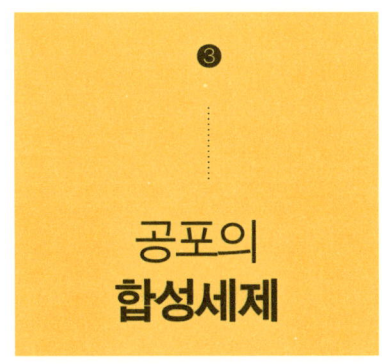

3

공포의
합성세제

　가끔 주부들로부터 합성세제로 식기를 깨끗이 세척해 손으로 만지면 뽀득뽀득 소리가 나야 속이 개운하다는 말을 듣고는 합니다. 그러나 이것은 도무지 이해할 수 없는 말이며, 합성세제의 폐해에 대해서 모르고 하는 푸념이기도 합니다.

　우리가 사용한 식기를 합성세제를 사용해 세척 후 뽀드득 소리가 나도록 몇 번을 깨끗이 행군 식기도 물을 부어 끓이면 거품이 일어나는 것을 눈으로 확인할 수가 있습니다. 하루 이틀도 아니고 매일같이 미량이지만, 몸에 해로운 환경호르몬을 섭취하면 인체에 축적되어 시간이 흐른 뒤 반드시 문제가 발생합니다.

특히 환경호르몬은 물에 녹지 않아 배출이 되지 않고, 지방에 녹아 스며들어 있다가 일정량이 초과하면 중질환을 유발합니다. 뿐만 아니라 내가 오염시킨 물은 언젠가는 다시 돌아와 내가 사랑하는 가족이 먹게 되는 것은 자연의 순리입니다. 내가 버린 세제 때문인지 모르지만, 수돗물을 그대로 음용하는 가정은 별로 없는 것 같습니다.

합성세제를 사용해 맨손으로 식기 등을 세척하면 주부습진은 장난이 아니게 발생합니다. 인체의 손바닥은 인지질로 되어 있어 기름으로 만든 합성세제가 피부에 접촉하면 손바닥을 녹이게 됩니다. 그리고 손바닥에 죽은 세포가 발생하면 백혈구가 잡아먹습니다. 때로는 멀쩡한 세포까지도 죽은 세포 가까이 있었다는 죄로 잡아먹힐 수도 있습니다. 급기야 주부습진은 물론, DNA변형으로 암을 유발할 수도 있습니다. 이처럼 합성세제가 밖으로 노출된 단단한 손바닥도 녹이는데, 몸속의 부드러운 세포가 치명적인 손상을 입는 것은 자명한 사실입니다.

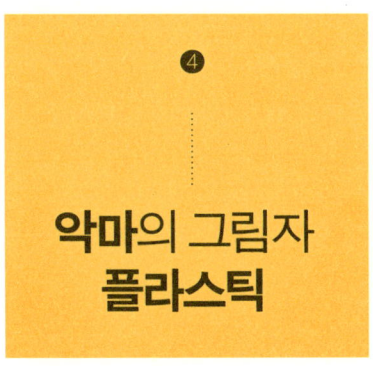

악마의 그림자
플라스틱

플라스틱은 열을 받으면 다이옥신이라는 환경호르몬이 생성되므로 특별한 관심이 필요합니다. 이는 지구상에서 가장 독성이 강하다고 정평이 난 청산가리보다 1만 배 이상 독성이 강한 물질입니다.

생리 때마다 아랫배가 찢어질 정도로 심한 생리통증을 치유한 어느 여고생의 경험담이 있습니다. 환경호르몬이 인체에 얼마나 심각한 해악을 주고 있는가를 여실히 보여주고 있습니다.

우선 생리통의 원인을 내분비계 장애물질, 즉 환경호르몬이 주범이라는 인식을 갖기 시작한 것입니다. 따라서 플라스틱 그릇과 합성세제를 일절 쓰지 않고, 유기농 식품과 미네랄이 풍부한 지하수를 섭취함으로써 한 달이 채 되기도 전에 생리통이 감쪽같이 사라졌다는 것입니다. 환경호르몬은 생체 내에서 생성되는 여성호르몬인 에스트로겐과 유사한 작용을 나타내는데, 이는 곧 여성호르몬이 필요 이상으로 많아지거나 진짜 호르몬을 혼란시켜 암이나 여성 기관에 심각한 이상을 일으킵니다. 남자들이 점차 여성화되어 가는 현상 역시 환경호르몬과 무관하지 않으므로 환경호르몬에 노출되지 않도록 각별한 주의가 필요합니다.

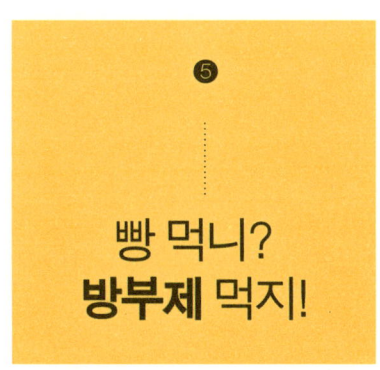

⑤

빵 먹니?
방부제 먹지!

'앎' 이 '암' 을 줄일 수 있습니다.

빵을 냉장고에 보관하는 일은 결코 없어야 합니다. 냉장고는 바쁘게 살아가는 현대인에게 있어 없어서는 안 되는 아주 편리한 전자제품입니다. 특히 여름철에는 음식물을 신선하게 보관하기 위해 더없이 편리하지만, 잘못 사용하면 상상을 초월하는 해악을 초래할 수도 있습니다.

빵에는 유통기한을 늘리기 위해 방부제를 사용하고 있습니다. 우리는 먹다 남은 빵을 습관적으로 냉장고에 보관하게 되고, 바쁜 일상을 소화하다 보면 자신도 모르게 3~4일은 금방 지나갑니다.

방부제가 든 빵은 3일이 지나면서 화학작용이 일어나 아폴라 톡신이라는 곰팡이 포자가 생성되기 시작합니다. 곰팡이가 퍼진 빵을 모르고 먹으면 급성 간암을 유발합니다. 이는 제과제빵 시험에도 나오는 중요한 정보이므로, 먹다 남은 빵은 실온에 보관하시고 유통기한이 지난 빵은 아깝지만 먼 훗날 건강을 생각해 과감히 버리는 결단이 필요합니다.

상속자도 포기한 아이스크림

　한 개의 아이스크림이 목숨을 앗아가지는 않지만, 매일 먹는 아이스크림은 당신을 죽음으로 몰아갈 수도 있습니다. 세계 최대의 아이스크림 브랜드 베스킨라빈스의 상속자였던 존 라빈스는 아이스크림에 대한 불편한 진실을 털어놓고 상속을 포기했습니다.

　베스킨라빈스를 설립한 존 라빈스의 아버지는 중증 당뇨병과 고혈압으로 고생했고, 공동 설립자인 삼촌은 50대 초반에 심장마비로 사망했습니다. 그 역시 여러 가지 병을 달고 살아야 했습니다. 그는 이 모든 것이 아이스크림 때문이라고 믿고 있습니다.

　아이스크림의 주원료는 설탕, 액상과다 등 당류와 지방, 그리고 물입니다. 여기에 여러 가지 색소와 향료, 보존료를 섞어 다양한 맛과

향을 냅니다. 이들을 잘 섞기 위해서는 유화제와 안정제를 사용합니다. 유화제는 때를 쏙 빼는 세제만큼이나 강력합니다. 상극인 물과 기름을 섞는 것을 보면 알 수 있습니다.

유화제를 섭취하면 장 점막이 흘려보내려던 해로운 화학물질마저 몸속에 그대로 흡수됩니다. 혀에 감기는 부드러운 맛을 책임지는 안정제도 만만치 않는 적군입니다.

아이스크림은 재료를 잘 섞은 다음에 공기를 주입하고 얼립니다. 이때 공기의 양은 매우 중요합니다. 얼마나 넣느냐에 따라 부드러움의 정도가 달라지기 때문입니다. 공기를 많이 넣으면 부드러워지는 반면 빨리 녹게 됩니다. 이때 필요한 것이 안정제입니다. 안정제를 넣으면 부드러운 아이스크림이 잘 녹지 않게 됩니다. 그런데 안정제 역시 우리 몸에는 해로운 작용을 합니다. 유화제와 마찬가지로 위험한 화학물질이 몸속에 그대로 남는 데 일조를 합니다.

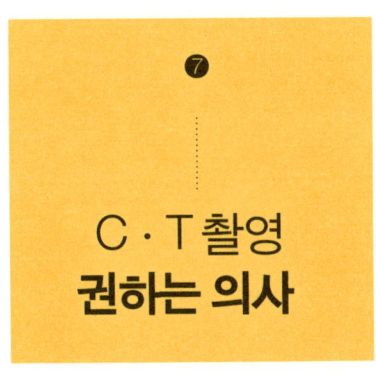

C · T 촬영
권하는 의사

어린이의 세포 조직은 성인보다 방사능에 10배 정도 더 민감하다는 것은 의학적으로 이미 증명되고 있습니다.

1945년 7월 16일, 미국은 최초로 발명한 대량살상무기인 핵을 개발하여 맨해튼 프로젝트라는 이름 아래 핵무기를 실험하게 됩니다. 뉴멕시코 사막의 한가운데서 벌어진 이 실험은 이 지구상에서 가장 무시무시하고 가공할 만한 시도였습니다.

개발에 참여한 물리학 박사들이 상상을 초월하는 엄청난 위력에 놀랄 정도로 실험 결과는 성공적이었습니다.

물론 종전협상에 불응하는 일본을 조기에 항복시키기 위해 발명했지만 엄청난 대량 살상무기라는 초유의 사태가 벌어질 것에 대해서는 아무도 상상하지 못한 것입니다. 종전협상에 응하지 않으면 상상을 초월하는 대량 살상무기인 핵을 사용하겠다는 연합군 측의 강력한 두 차례의 경고에도 불구하고 항전을 계속할 것을 고집한 일본의 오판이 엄청난 화를 불러일으킨 것입니다.

1945년 8월 6일 아침, 히로시마 도시 한가운데로 낙하산을 이용한 20키로톤 핵이 투하됩니다. 비행기가 사라지고 수초 후, 번쩍이는 섬광과 함께 천지가 진동하는 엄청난 폭음을 내면서 한순간에 히로시마 도시 전체가 잿더미로 변합니다. 결국 일본은 괴물 같은 핵무기 때문에 연합군에게 무조건 항복함으로써 2차 세계대전은 종전을 맞게 됩니다.

세인들이 벌벌 떠는 핵무기는 폭발하면서 상상을 초월하는 엄청난 에너지(열, 바람, 방사능)가 발생합니다. 폭발하는 순간의 중심 온도가 30만℃고, 열에 의한 바람의 속도가 시속 30만km에 이릅니다. 그러니 반경 2km 이내에 있는 동·식물은 흔적도 없이 잿더미로 변하는 것입니다. 잠시 이해를 돕자면 화장장에서 화장하는 온도가 섭씨 1천℃, 성인이 날려갈 수 있는 바람의 속도는 시속 30km, 달리는 기차를 전복시킬 수 있는 바람의 속도는 시속 50km입니다.

이 폭발사고로 죽은 사람이 히로시마 인구 30만 명 중 20만 명에 이른다니, 가공할 만한 무기임에는 틀림이 없습니다. 사망자 20만 명 중

14만 명은 즉사하고, 나머지 6만 명은 대다수 방사선 낙진에 오염되어 만성질환으로 고통을 받다가 서서히 목숨을 잃었습니다.

방사선의 단위가 s/v인데, 6~7이면 사람을 바로 죽일 수 있는 충분한 양으로 기록되어 있습니다. 그런데 1회 CT촬영 시 방출되는 방사선량이 25ms/v라고 하니, 미루어 짐작해 보면 얼마나 위험한 촬영인지 알 수가 있습니다. 특히 감수성이 예민한 어린 아이에게는 매우 치명적입니다.

수익에만 눈이 멀어서인지 모르지만, 병원에서는 이러한 위험한 사실을 대다수 묵인하고 촬영을 감행함으로써 훗날 환자에게 치명적인 위해를 가하게 됩니다. 앞으로 CT촬영 시에는 반드시 보호자의 동의를 구한 후 촬영을 하도록 법으로 제도화하는 것이 절실히 요구됩니다.

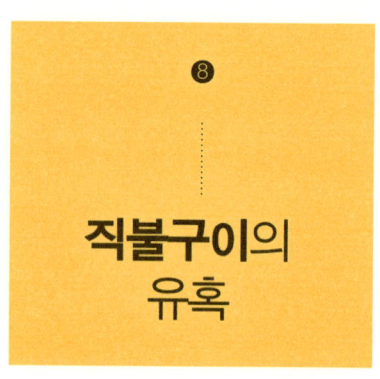

직불구이의
유혹

    불은 기름과 단백질 등이 만나면 벤조피렌이 발생합니다. 벤조피렌은 물질을 불에 태우는 과정에서 생기는 환경호르몬으로서, 세계보건기구는 벤조피렌을 암을 발생시키거나 돌연변이를 일으키는 '1급 발암물질'로 규정하고 있습니다.

    물질문명의 풍요로움 속에 우리의 음식 역시 입맛에 맞게 다양한 요리 방법으로 진화되어 갑니다. 문제는 입맛에 맞으면 요리 방법에 상관없이 물불가리지 않고 우선 섭취하다 보니, 후에 다가오는 엄청난 후폭풍에 대해서는 예상 외로 둔감하다는 사실입니다.

    담배가 그냥 발암물질이라면 직불구이는 암세포와 같다고 해도 과언이 아닐 정도로 위험합니다. 즉 담배는 마구 피워도 암에 안 걸릴 수도 있지만, 화롯불에 직접 구운 고기를 장복할 경우 암에 걸릴 확률은 아주 높다는 것입니다. 그만큼 직불은 연기 자체도 해롭지만, 고기를 구우면서 흘러내리는 고기 기름과 불이 만나 불완전 연소되어 발생하는 발암물질은 지구상 어느 환경호르몬보다도 위험하다는 것을 명심해야 합니다.

　암 치료 전문 병원에서 암환자를 대상으로 발병 원인에 대한 상담을 하면 이구동성으로 하는 말이 직불구이를 즐겼다는 것입니다. 암(癌)이라는 한자를 유심히 관찰하면 병 '질(疾)' 변 안에 입 '구(口)' 자가 3개, 메 '산(山)' 자가 1개 있습니다. 무엇이든지 태산처럼 많이 먹으면 탈이 생기다는 메시지를 던져주고 있습니다. 아마도 수천 년 전에 만들어진 글자지만 조상들의 놀라운 지혜에 감탄할 뿐입니다.

고엽제,
살충제, 살인제

다이옥신은 지구상에 없었던 화학물질입니다. 그래서 환경문제는 잘 알아야 하고 잘 대처해야 합니다.

월남전 때 혁혁한 공을 세워 국위를 선양하고 고국으로 돌아온 참전용사들 중에는 지금까지 고엽제 영향으로 고통을 받으며 여생을 불행하게 살아가고 있는 노병들이 무척 많습니다. 월남전은 우리나라의 경제 발전, 군사력 강화 등 국익에 많은 도움이 된 것은 사실이지만, 잃어버린 것 또한 만만치 않습니다. 국위 선양을 위해 젊은 혈기로 이국땅에서 용감하게 싸우다 산화한 수많은 병사, 비록 전쟁은 끝났지만 고엽제라는 화학물질에 대한 아픈 기억 때문에 더욱 잊을 수 없는 전쟁입니다.

지구촌 사람들은 하나같이 진정한 평화를 원하고 있지만 인류가 존재하는 한 전쟁과 질병은 끊을 수 없는 악연이라는 생각을 합니다. 전쟁이 다 그러하듯 월남전 역시 피아간에 엄청난 인적·물적 피해를 보게 했습니다. 초강대국인 미국 또한 예외가 아닙니다. 미국은 지구촌에서 가장 부유한 나라로 물적 피해는 어느 정도 감수하지만, 자국 병사들의 생명은 어느 나라보다도 소중하게 생각하는 나라입니다. 월남전은 처음부터 승산이 없는 전쟁이었는지도 모릅니다. 월남전은 연합군의 막강한 화력과 수적 우세에도 불구하고 열대지방 특유의 정글 때문에 작전에 많은 어려움을 겪게 되었고, 반대로 정글에 익숙한 월맹군들은 울창한 천연림을 십분 이용한 게릴라전으로 아군에게 엄청난 타격을 가하며 상당한 전과를 올리게 됩니다. 연합군은 막강한 화력에도 불구하고 작전 시 밀림으로 인해 많은 제약을 받게 됩니다. 미국을 비롯한 연합군 측은 당초 단시일 내 전쟁을 종식시키려고 수많은 병력과 막강한 화력을 집중해 작전을 감행했는데, 밀림이라는 뜻하지 않은 암초에 걸린 것입니다.

　연합군은 밀림이 존재하는 한 월남전은 처음 계획과는 달리 장기적인 국면으로 접어들 것으로 판단하고, 밀림을 제거하기 위해 온갖 수단과 방법을 강구하게 됩니다. 이때 자구책으로 고안한 것이 고엽제 살포(에이전트 오렌지)입니다.

고엽제의 주성분은 청산가리의 1만 배 이상이나 되는 맹독성을 가진 다이옥신이라는 것입니다. 이 사실이 밝혀진 시기는 월남전이 종전된 후의 일이었습니다. 귀국 후 얼마 되지 않아 고엽제 작전에 참전한 장병들에게 원인을 알 수 없는 질병이 발병함으로써, 그 원인을 분석한 결과 고엽제로 인한 질병임을 알게 된 것입니다.

인류가 만들어낸 화학물질 가운데 가장 독성이 강한 물질로 알려진 이 다이옥신은 다른 화학물질과 달리 제조 목적으로 생성된 것이 아니라, 어떤 물질의 연소와 화학물질 사이의 합성 과정에서 생겨납니다. 우리가 커피를 마실 때 즐겨 먹는 각설탕 1g 정도의 다이옥신은 건장한 청·장년 2만 명을 치사시킬 수 있는 강한 독성을 가지고 있습니다.

일명 오렌지 작전이라고 불린 고엽제 살포는 월남전에 뿌린 고엽제의 사용량만 해도 2만 4천 톤이라고 하니, 그 엄청난 피해는 상상을 초월합니다. 미국 환경보호청은 다이옥신은 강력한 발암물질로 유전적 면역체계의 이상을 가져오고, 다른 화학물질과는 달리 아주 소량이라도 노출되면 생명체에 치명적이라고 경고하고 있습니다. 얼마나 독성이 강했으면 고엽제를 살포한 지역에 울창하던 밀림은 물론, 생명이 있는 동식물들은 죽음의 재로 변해 갔겠습니까?

환경호르몬이라는 신조어가 나오기 이전이었기 때문에, 당시 작전에 참가한 병사들은 누구를 막론하고 고엽제가 무엇인지, 식물에게만 유해하겠지, 하는 안일한 생각을 한 것이 화를 불러들인 가장 큰 이유입니다. 더구나 월남은 우리나라와 같이 아열대지역이므로 무더운 지방 특유의 모기, 파리 등의 온갖 해충 때문에 밤잠을 설치는 것은 물론, 낮에는 적군과의 교전으로 이중고에 시달리며 심한 고생을 했습니다. 그런데 고엽제 살포 후 작전에 참가한 병사들은 뜻하지 않게 한 가지 고통을 해결하게 됩니다. 그것은 다름 아닌 고엽제가 뿌려진 장소에서 작전을 마친 한 병사가 너무나 피곤한 나머지 그대로 자고 일어났지만 모기, 파리 등 사람을 괴롭히는 해충이 한 마리도 인체에 접근하지 않아 편안한 가운데 휴식을 취한 것입니다.

발 없는 말이 천리를 간다고 했습니다. 인간을 괴롭히는 해충을 예방하는 데는 고엽제가 엄청나게 좋은 묘약이라고 소문이 난 것입니다. 놀랍게도 인체에 악영향을 미치는 유해물질은 미물들이 먼저 알고 접근을 하지 않습니다. 당연히 고엽제 살포 지역에서 작전에 참가한 병사들에게는 해충들이 접근을 하지 않았습니다. 다만 먼 미래에 고엽제로 인한 엄청난 공포의 재앙이 닥쳐올지 아무도 모르는 채 고엽제의 효능은 날로 인기가 치솟아 순식간에 연합군의 주둔지 전역에 소문이 퍼지게 됩니다. 일부 병사들은 모기, 파리 등 귀찮은 해충으로부터 해방되기 위해 고엽제 살포를 손꼽아 기다렸으며, 또 일부 병사들은 고엽제 살포 지역을 스스로 찾아가 죽음의 재를 온몸으로 맞은 후 목욕도 하지 않고 생활을 했다고 합니다. 어리석은 행동의 끝이 보이지 않았습니다. 심지어 어떤 군인은 고엽제 살포 계획이 없는 날은 고엽제가 뿌려진 가까운 연못에서 목욕까지 했다고 하니, 무지의 행위는 끝이 보이지 않았습니다.

일찍이 고엽제가 인체에 치명적인 독극물인 줄 알았다면, 또 환경에 대한 조그마한 지식이라도 갖추고 있었다면, 먼 훗날 고엽제로 인한 상상을 초월하는 엄청난 피해를 최소화할 수 있지 않았나, 하는 때늦은 후회를 해 봅니다. 환경호르몬은 분해되지 않아, 일단 인체에 들어오면 최소한 7년 이상 인체에 머무르면서 인체 내 진짜 호르몬을 교란시켜 자기 자신은 물론 태어나는 2세가 기형아 또는 사생아로 태어난다고 하니, 기가 막힐 노릇입니다.

요즘 쓰레기 분리수거가 정착되고는 있지만, 아직까지도 일부 비양심적인 사람들은 폐비닐, 플라스틱 등을 마구잡이로 소각하는 사례를 종종 목격할 수가 있습니다. 그런데 이것은 굉장히 위험한 행동입니다. 이것 역시 고엽제 살포 지역을 찾아다니면서 고엽제를 맞은 행동과 별반 다를 게 없습니다. 더욱이 플라스틱과 비닐은 저온에서 소각할 시 다량의 다이옥신이 발생합니다. 한두 번은 모르지만 습관적으로 플라스틱류를 소각할 시 그때 발생하는 다이옥신이 우리 몸

에 축적되어 인체에 치명적인 피해를 가져온다는 사실을 명심해야
할 것입니다.

당신의 잘못으로, 당신의 귀여운 자녀가 환경호르몬의 영향을 받
아 장애인으로 태어날 수 있다는 아찔한 생각을 해 본 적이 혹시 있
습니까? 이제부터라도 환경에 대해서는 많이 알아야 하고 지혜로운
처신이 반드시 필요합니다.

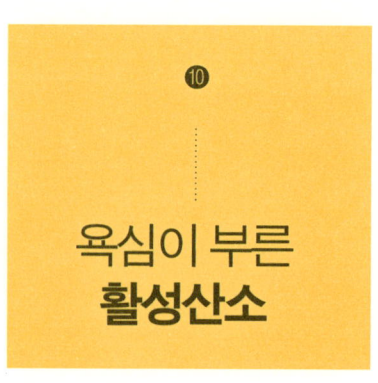

욕심이 부른
활성산소

    활성산소는 한 마디로 에너지가 타고 남은 찌꺼기라고 할 수 있습니다. 활성산소는 세포에 붙어 산화, 즉 세포를 죽여 없애거나, 노화를 일으키고, 질병을 유발합니다. 활성산소를 가장 많이 일으키는 원인 1위가 놀랍게도 과식입니다. 그 다음이 스트레스, 담배, 과도한 음주 순으로 나타납니다. 활성산소를 없애려면 황산화 성분이 풍부한 채소와 과일을 주스로 만들어 충분히 마셔 주는 것이 좋습니다. 또 곡물의 씨눈이나 콩 제품을 적극적으로 먹어야 하며, 술과 담배를 멀리하는 것이 기본입니다.

    쌀은 동양인의 주식이고, 밀가루는 서양인의 주식입니다. 두 종류 모두 탄수화물이 주성분입니다. 탄수화물은 우리 인체에 없어서는 안 되는 중요한 에너지원입니다. 하지만 적당히 먹으면 인체에 보약이지만 과식하면 엄청난 해가 돌아옵니다.

소식이 건강에 좋다는 것은 무슨 이유일까요? 적게 먹으면 몸이 에너지원을 만들면서 연소를 적게 하므로, 그만큼 독소가 적게 나온다는 것입니다. 그러나 문제는 적당히 먹는다는 것이 무척 어렵다는 것입니다. 쉽게 말하자면 수행자처럼 고행을 해야 한다는 것입니다.

어차피 고행을 선택했다면 현미 생식을 정중히 권해드립니다. 현미는 성질이 따뜻하므로 양인 체질에는 맞지 않을 수도 있으니 자제할 필요가 있습니다. 화식을 즐겨 먹던 인체가 하루아침에 갑작스레 생식으로 바뀌면 몸의 균형이 깨지므로 서서히 체계적인 교환이 필요합니다.

처음에는 백미와 현미를 50대 50으로 혼합하고, 며칠 후에는 30대 70으로, 또 며칠 후에는 10대 90으로 서서히 변화시켜야 합니다. 그런 다음 익숙해지면 찹쌀 현미와 멥쌀 현미를 50대 50으로 혼합해서 8시간 정도 물에 불린 후 생식에 도전한다면 건강에 많은 도움이 됩니다. 생식을 하면서 중요한 것은 보약 중의 보약인 침과 섞어서 적어도 100번 이상 씹어서 먹어야 합니다. 식사량은 반 공기 정도면 영양가면이나 공복감 해소에 충분합니다. 현미 생식을 할 때 당연히 채소나 과일은 따로 먹는 것은 기본입니다.

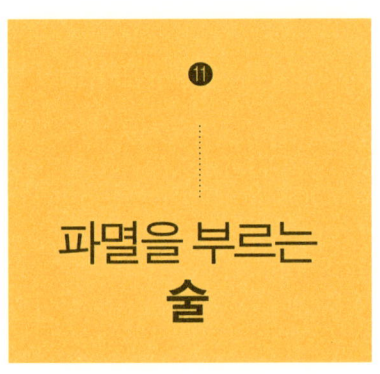

파멸을 부르는
술

와인이나 칵테일 등을 가볍게 마실 경우, 성욕을 자극하고 기분을 고조시킬 수 있습니다. 단, 1~2잔으로 기분을 내는 것에 그쳐야 합니다. 지나친 음주는 오히려 몸을 늘어지게 만들어 성생활 만족도를 저하시킵니다. 대문호로 알려진 셰익스피어도 이 같은 술의 이중성에 대해 다음과 같이 썼습니다.

"술은 욕구를 불러일으키지만, 기능은 떨어뜨린다."

술이란 알코올이 함유되어 있어 마시면 취하게 되는 음료를 통틀어 이르는 말로서, 취하게 만드는 요소는 에틸알코올입니다.

간은 화학공장과 창고 역할을 함으로써 모든 영양 물질을 합성 또는 분해해 저장해 두고, 모든 독소를 해독하는 작용을 합니다. 그러나 다량의 술을 마시면 간이 정상적인 기능을 수행할 여유가 없어, 알코올 이외의 성분들이 지방으로 변하므로 지방간을 초래합니다. 유럽과 미국 등에서는 알코올성 간경화 환자가 전체 간경화 환자의 80~90%를 차지하는 것으로 알려져 술에 대해 경종을 울리고 있으며, 간경화는 성인 남자들의 5대 사망 원인 중의 하나가 되었습니다.

술을 입에 대기만 해도 얼굴이 바로 붉어지는 사람들이 있습니다. 음주 후 얼굴이 붉어지는 것은 아세트알데히드를 분해하는 효소가 선천적으로 결핍되어 있거나 부족해서 나타나는 '부작용'입니다. 결국, 안면 홍조 현상 등의 숙취는 아세트알데히드가 온몸에 퍼졌다는 나쁜 신호이므로 과음은 피하는 게 좋습니다. 물론, 얼굴이 붉어지는 사람도 술을 자주 마시다 보면 주량이 늘고 얼굴도 덜 붉어집니다. 그것은 뇌의 일부분이 알코올에 적응하기 때문인데, 이 경우에도 아세트알데히드는 분해되지 않고 체내에 남는다는 사실을 명심해야 합니다. 또 사이다나 콜라와 같은 탄산수를 소주 등에 섞어 마시는 사람이 다수 있습니다. 소주를 탄산수로 희석하면 입의 감촉이 좋아지고 알코올 도수가 낮아져 마시기는 쉽지만, 이는 잘못된 음주 습관입니다. 희석한 탄산수는 위 속의 염산과 작용해 탄산가스가 발생하면서 위의 점막을 자극해 위산 분비를 촉진시킵니다. 결국 탄산수의 자극으로 위산 과다가 일어나는 것입니다.

그러나 물이나 우유를 술잔 옆에 놓고 술을 희석시키거나 자주 마시는 것은 권할 만합니다. 물과 우유는 탈수를 막아줄 뿐 아니라 알코올 농도를 희석시켜 덜 취하게 합니다. 특히 우유는 칼슘과 비타민B2가 들어 있는 양질의 단백질 원으로 술을 우유로 희석해 마시면 음식을 먹는 것과 같은 효과가 있습니다.

땀을 많이 흘린 후 마시는 맥주나 막걸리 같은 곡주에 높은 칼로리가 있는 것은 사실이지만, 그렇다고 그것이 음식은 아닙니다. 알코올이 체내에서 발산하는 에너지는 축적되지 않는 '속빈 강정'으로 살이 찌지는 않습니다. 그러나 맥주에 곁들이는 안주 중에는 통닭, 족발, 과자 같은 고칼로리 식품이 많아 비만을 부추길 수 있습니다. 따라서 비만의 적은 맥주보다는 안주가 주범입니다. 그러나 하루 50g 이하의 알코올만 즐긴다면 건강에도 도움이 될 것입니다.

잘못된 생활 습관은 후에 돌이킬 수 없는 만성질환을 초래한다는 것을 엄연히 알면서도 우리는 그것을 과감히 버리지 못하는 것은 무슨 까닭일까요? 흡연과 불건전한 음주 습관은 스스로 노력을 통해 해결할 수 있는 문제지만, 주변에서 도와주지 않으면 성공하기가 어렵습니다. 다행히 금연 운동은 국가적으로 많은 노력을 기울여 지금은 흡연 인구가 현저히 감소하고 있습니다. 그러나 잘못된 음주 문화는 아직까지 답보상태에 있다고 해도 과언이 아닙니다.

그것은 우리 사회의 구성원 상당수가 술 문제에 있어서 공범이기 때문입니다. 술에 너그러운 사회 문화를 그대로 방치해 결국 '주폭' 등의 범죄를 키우는 사회를 방조한 것입니다. 우리는 술을 즐기려는 것이 아니라, 취하려고 마시는 사람이 많습니다. 그러다 보면 습관성 음주와 폭음을 하게 되고, 본의 아니게 음주로 인한 큰 실수를 함으로써 다른 사람에게 피해를 주게 됩니다.

　술로 인한 가장 큰 피해자는 가족들이고, 그 다음에는 주변 사람들입니다. 더 불쌍한 것은 주인 잘못 만난 소처럼 우둔한 침묵의 장기, 간입니다. 술을 마시면 알코올이 분해되어 물과 이산화탄소로 바로 만들어지는 것이 아니라, 아세트알데히드라는 물질이 만들어져 체내에 쌓입니다. 술을 알맞게 마시면 간에서 즉시 아세트알데히드를 해독하여 물과 이산화탄소로 분해하지만 많이 마시면 간의 해독 능력이 떨어져 아세트알데히드가 체내에 쌓이게 됩니다. 따라서 간이 손상을 입고, 머리가 아프게 됩니다. 또 술을 많이 마시면 뇌세포가 파괴되는데, 그 주범이 아세트알데히드입니다.

　술을 마시면 스트레스가 해소되고 기분이 좋아진다고 하는데, 정신과 육체를 파괴하면서까지 기분이 좋아질 필요성은 없을 것 같습니다. 다른 방법으로 스트레스를 해소하고 기분을 좋게 하는 게 현명합니다.

제 **3** 장

그래서 나는 건강법을
찾기 시작했다

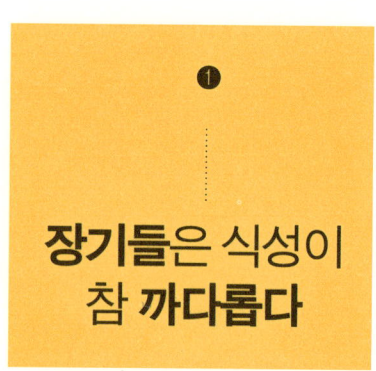

장기들은 식성이
참 까다롭다

한국인의 건강을 지켜주는 신토불이 식품 중에는 주요 장기가 좋아하는 음식이 따로 있습니다. 미식가들의 식성만큼이나 우리 인체의 장기들도 음식을 선택하는 기준이 매우 까다롭습니다.

◆ 그린 푸드를 좋아하는 간

우리 인체 내에서 제1 화학공장이면서 소처럼 우둔한 간은 웬만큼 불편하더라도 짜증을 내거나 자각 증상이 거의 없는 것이 특징입니다. 이유 없이 피곤하고 컨디션이 안 좋다면 간이 좋아하는 부추, 미나리, 시금치 등 그린 푸드가 많은 도움이 됩니다.

◆ 레드 푸드를 좋아하는 심장

혈관과 정신 순환을 관장하는 뜨거운 심장은 붉은색을 지닌 토마토, 수박, 자두 등 레드 푸드를 무척 좋아합니다.

◆ 옐로우 푸드를 좋아하는 비장

황색 과일과 채소를 좋아하는 비장은 위 근처에 있는 내장기관으로서, 림프구를 만들고 혈액을 저장하며 오래된 적혈구나 백혈구를 파괴하는 역할을 합니다. 또 혈액 속의 세균을 없애는 작용을 합니다. 대표적인 옐로우 푸드는 귤, 오렌지, 베타카로틴이 풍부한 늙은 호박, 고구마 등이 있습니다.

◆ 화이트 푸드를 좋아하는 폐

병에 걸리는 것도, 병을 낫게 하는 것도 바로 내 몸속 면역 지수와 관련이 있습니다. 하루도 빠지지 않는 꾸준한 운동과 체질에 맞는 식생활을 한다면 심폐기능이 강화되어 편도가 튼튼해집니다. 편도가 튼튼해지면 폐와 피부 호흡이 촉진되어 건강은 물론, 촉촉한 피부를 만드는 데 도움이 됩니다. 호흡을 관장하는 폐에는 마늘, 양파, 무 등 화이트 푸드가 좋습니다.

◆ 블랙 푸드를 좋아하는 신장

제2화학공장으로 심장을 보조하고 있는 신장은 어혈을 제일 싫어하는 장기입니다. 따라서 신장이 좋아하는 대표적인 식품은 검은콩, 검은깨, 검은 쌀 등 블랙 푸드입니다.

과일과 채소, 내 몸이 원하는 대로 골라 먹는 이유?

1. 피로에는 부추

부추는 그야말로 천연 자양강장제다. 비타민 C · A · B와 철분, 미네랄이 풍부한 부추는 강력한 항산화작용을 하는 베타카로틴이 들어 있어 항산화작용을 통해 항노화 및 항암 효과가 뛰어나다. 또한 신진대사를 개선하고 장유동도 활발하게 해준다. 부추의 매운맛을 내는 황화아릴 성분은 피로를 해소하며, 활력을 증진하고, 소화 기능을 개선하는 효과가 있다.

=> 부추의 유래

옛날 어느 지방에 색을 과하게 밝히는 아내가 하루가 멀다 하고 남편에게 밤마다 관계를 요구했다. 그러나 남편의 물건은 여름에는 쓸 만하지만 겨울이 되면 시들시들한 게 여간 애를 태우는 것이 아니었다. 그래서 그 원인을 곰곰이 생각하니, 여름에는 남편에게 부추를 자주 먹였는데 겨울엔 못 먹어서 그렇다는 결론에 이른 것이다. 그 후로 아내는 한겨울에도 부추를 부뚜막에 심어 남편에게 먹였고, 만족할 만한 성과를 거뒀다고 한다. 이 일을 계기로 '부뚜막에 심어먹는 채소=부추' 라고 이름이 생겨났다고 한다.

부추는 정구지(正九芝)라고도 하는데, 1월부터 9월까지 식탁에 오르는 신토불이 야채로 한국 남성의 체면을 지켜주는 정력 식품이라고 해도 과언이 아닐 만큼 심혈관 질환 예방에 탁월한 효능이 있다.

=> 부추의 다양한 이름

기양초(起陽草) → 양기가 일어난다고

정구지(情久持) → 정을 영원히 유지시켜 준다고

월담초(越牆草) → 과부의 집 담장을 뛰어 넘는다고

파옥초(破屋草) → 운우지정이 시작되면 집이 무너진다고

파벽초(破壁草) → 소변을 보면 담장이 넘어진다고

2. 정력에는 굴

프랑스의 영웅 나폴레옹이 전쟁터까지 가지고 다니면서 먹었다는 소문이 있을 만큼 정력에 좋은 식품으로 인정받는다. 굴을 먹으면 성생활이 행복해진다는 말이 있는데 과학적으로도 맞는 말이다. 하루에 굴 두세 개만 먹으면 남성의 번식 능력을 키워주는 아연 미네랄을 충분히 섭취할 수 있기 때문이다. 실제로 테스토스테론 수치가 낮은 남자에게 50일 간 매일 아연을 섭취하도록 했더니, 테스토스테론 수치와 정자의 수가 많이 높아지는 것으로 나타났다.

3. 건강과 장수를 위한 토마토

토마토는 미국타임지가 선정한 '21세기 최고의 식품' 으로 꼽힐 만큼 건강과 장수를 위해 꼭 챙겨 먹어야 할 야채다. 토마토가 영양 면에서 우수한 것은 토마토의 붉은색 속에 함유되어 있는 리코펜이라는 성분 때문이다. 이 리코펜 성분은 노화의 원인인 활성산소를 억제하는 작용을 하며, 강력한 항암 효과가 있는 것으로 알려져 있다. 특히 유방암과 전립선암, 소화기 계통의 암을 예방하는데 뛰어난 효과가 있다.

실제 토마토를 즐겨 먹는 이탈리아 여성의 경우, 유방암에 걸릴 확률이 세계에서 가장 적은 것으로 나타났다. 이는 토마토를 많이 먹는 식습관과 관계가 있는

것으로 밝혀졌다.

여성이 토마토를 많이 먹으면 피부가 고와지는 효과까지 얻을 수 있다.피로 해소에 좋은 글루타민산도 풍부하고, 심혈관계 질환을 예방하고 고혈압 치료에 좋은 루틴 성분이 들어 있다. 그래서 고혈압 환자가 토마토를 많이 먹으면 콜레스테롤 수치를 떨어뜨려 고혈압을 치료하는 데 도움이 된다. 또 루틴 성분은 모세혈관을 튼튼하게 해주어 코피를 자주 흘리는 아이들에게 많이 먹이면 좋다.

4. 칼륨, 하면 난연코 수박

칼륨이 많이 든 음식을 먹으면 고혈압과 뇌졸중의 위험을 크게 줄일 수 있다. 칼륨 섭취와 고혈압의 상관관계는 워낙 깊어서 FDA에서 칼륨 다량 함유 식품에 '고혈압 방지' 등의 마케팅 문구를 넣을 수 있게 허가했을 정도다. 그러나 칼륨의 하루 권장량은 존재하지 않는다. 다만 하루에 2,000mg 정도를 섭취하는 것이 가장 좋다고 한다. 칼륨을 많이 쉽게 섭취하는 방법은 수박을 먹는 것이다. 수박 한 조각에 칼륨 664mg이 들어 있는데, 이는 바나나 한 개, 오렌지주스 한 컵보다 많은 양이다. 하루에 수박 세 조각이면 칼륨을 충분히 섭취하고 고혈압을 예방할 수 있다.

5. 심장병 예방에는 고등어

심장병 예방에는 고등어만한 음식이 없다. 고등어를 1주일에 2번 이상 섭취할 경우 심장병으로 인한 사망률을 무려 81% 줄일 수 있다고 한다. 고등어에는 혈관 확장과 콜레스테롤을 떨어뜨리는 등의 작용을 하는 불포화지방산과 심장 발작을 막아주는 셀레늄이 많이 들어 있기 때문이다.

6. 폐암을 예방하는 늙은 호박

늙은 호박은 익을수록 껍질이 연초록색에서 누른색으로 변한다. 누렇게 잘 익은 호박일수록 맛도 좋지만 몸에 좋은 성분도 많이 들어 있다. 늙은 호박의 진한 노란빛은 카르티노이드 색소 때문인데, 체내에 흡수되면 베타카로틴으로 변한다. 베타카로틴이 정상 세포가 되면 암세포가 되는 것을 막아 주면서 증식을 늦추는 작용을 한다. 그렇기 때문에 꾸준히 섭취하면 폐암 발병률을 절반으로 줄일 수 있다.

7. 신진대사를 촉진하는 고구마

고구마는 정말 좋은 신토불이 간식이다. 고구마는 우리 몸이 필요한 좋은 성분들을 많이 함유하고 있으며, 당도가 있어 먹기에도 편하고, 식이섬유가 풍부해 변비 예방과 다이어트에 도움이 된다. 또한 고구마는 탄수화물을 비롯해 각종 비타민과 무기질까지 고루 함유하고 있어 신진대사를 촉진시키는 데 도움을 준다. 특히 고구마진이라고 불리는 얄라핀 성분은 대장암 예방에 효과적이며, 단맛이 나지만 당 지수는 낮아 당뇨병 예방에도 좋고, 어떤 조리법에도 비타민 손실이 적고, 체내 염분을 배출시켜 주는 칼륨 성분이 많아 혈압 강화에도 도움이 된다.

8. 각종 암을 예방하는 마늘

마늘은 암 예방에 탁월한 효과가 있어, 마늘을 많이 먹는 사람은 위암에 걸릴 확률이 50% 낮아진다는 것이다. 마늘은 익혀 먹어도 성분 차이가 크지 않으며, 자른 뒤 10분 정도 두었다 요리하면 항암 효과가 더 크다고 한다.

특히 마늘에 다량 함유되어 있는 유황 성분은 몸속의 수은과 결합해 장을 통해 배변되도록 도와준다. 마늘의 알리신 성분 역시 간 기능을 강화시키고 수은 등 중금속 배출에 탁월하다. 또 마늘에 들어 있는 식물성 화학물질은 니트로사민 과 같은 발암 물질이 위장 내에 형성되는 것을 막아준다.

마늘은 장내에 질산염을 닦아내는 효과도 발휘한다. 실제로 마늘을 많이 먹는 여성들은 마늘을 거의 먹지 않는 여성들에 비해 대장암에 걸릴 확률이 50%나 낮다는 보고도 있다. 마늘을 많이 먹으면 유방, 대장, 식도, 위암들을 억제할 수 도 있다.

9. 해독작용을 하는 양파

양파에는 각종 비타민과 칼슘, 인 등의 무기질이 골고루 함유되어 있어 혈액 중 의 유해 물질을 제거하는 작용을 한다. 양파의 퀘르세틴 성분은 광합성 식물에 서만 독특하게 발견되는 성분으로, 우수한 항암 효과는 물론 항산화 효과를 발 휘해 체내에서 중금속, 독성분, 니코틴 등의 해독에 도움을 준다.

10. 소화를 촉진시키는 무

무에는 당류와 아미노산, 무기질, 아밀라아제 등이 들어 있고, 비타민 C는 사과 의 7배나 많이 들어 있다. 또한 무청에는 무보다 무기질이 2배, 칼슘은 4배, 단 백질은 1.5배 더 많으며, 무와 무청에는 식이성 섬유가 많이 함유되어 있어 장 내 환경을 좋게 한다.

본초강목에 의하면 무 생즙은 소화를 촉진시키고 독을 푸는 효과가 있으며, 오 장을 이롭게 하고 몸을 가볍게 하면서 살결이 고와진다고 설명하고 있다. 또 무 즙은 담을 제거하고, 기침을 그치게 하는가 하면, 각혈을 다스리고, 속을 따뜻 하게 하며, 빈혈을 보한다고 기록되어 있다. 특히 담배를 많이 피우는 사람들은 무를 자주 먹어야 하는데, 이는 무가 니코틴을 중화해 몸 밖으로 배출시키는 작용을 하기 때문이다.

11. 암 발생률을 낮추는 콩

콩을 자주 먹느냐, 먹지 않느냐에 따라 한국인의 암 발생률은 현저하게 차이를 보이고 있다. 콩 속에 들어 있는 이소플라본 성분이 암세포를 억제하기 때문이다. 콩은 해독작용 뿐 아니라 콜레스테롤을 낮추는 효능이 있다. 콩 중에서도 최근 블랙 푸드로 각광받는 검정콩은 몸 속 노폐물을 해독시키며, 간 기능 향상을 돕는다. 강낭콩은 신장 기능을 좋게 해 배뇨 작용을 원활하게 하고, 완두콩은 만성 기관지염과 폐렴에 좋은 것으로 알려지고 있다. 콩으로 만든 된장과 두부도 해독에 좋다. 된장은 간 기능을 강화해 독소를 배출하고 항암, 항노화 작용을 하는 것으로 유명하다. 특히 두부에 풍부한 피트산이라는 성분은 중금속과 잘 결합하는 성질이 있어 중금속을 몸 밖으로 함께 배출시키기 때문에 좋다.

12. 콜레스테롤을 떨어뜨리는 사과

사과껍질에 많이 함유된 식이섬유인 펙틴은 장운동을 부드럽게 자극해서 대변을 수월하게 보도록 도와준다. 펙틴은 대장 내 유산균의 벽이 되어서 유산균을 잘 자라게 한다. 그렇게 자란 유산균은 변비의 치료 및 예방, 발암 물질의 제거에 도움이 된다. 또 펙틴 자체도 발암 물질과 중금속을 몸 밖으로 배출시킨다. 또 사과 속에 풍부한 유기산 역시 장 내에 유익한 세균을 증식시켜 소화 운동에 도움을 준다.

그렇기 때문에 사과를 더욱 건강하게 섭취하려면 껍질째 먹는 것이 좋다. 껍질과 껍질 바로 밑 과육에 섬유질, 비타민C 등 각종 영양소가 집중되어 있기 때문이다. 또한 사과는 사과산, 비타민, 당분이 풍부해 피부에 탄력을 주고 거친 피부가 투명하고 매끄럽게 되는 데 도움을 준다.

13. 눈의 보약, 김

김은 눈의 보약으로 알려졌다. 김은 장어의 3배, 시금치의 8배에 이를 만큼 비타민 A 함유량이 높아 시력을 보호하고 야맹증을 예방하는 효과를 기대할 수 있다. 또한 김은 대표적인 저칼로리 식품이면서 단백질이 풍부하다. 김 한 장에 들어 있는 단백질 양이 우유 40cc에 육박한다. 또 타우린 성분도 들어 있어 혈압을 조절해 혈관 장애를 예방하고, 몸에 좋은 콜레스테롤을 높이는 효과가 있다.

14. 심장병을 예방하는 땅콩

땅콩은 심장병의 위험을 줄여주는 효과가 있다. 땅콩이 혈관을 깨끗하게 청소하는 역할을 하기 때문이다. 연구에 따르면 땅콩을 기반으로 한 고지방 다이어트를 하고 나면 하루 만에 몸에 나쁜 LDL 콜레스테롤과 중성지방의 수치는 떨어진 반면, 몸에 좋은 HDL 콜레스테롤의 수치는 떨어지지 않는 것으로 나타났다. 또한 땅콩은 비타민 E가 풍부해 건조한 피부에 좋은 음식이다. 탄력 있고 윤기 있는 피부로 만들어 주기 때문에 피부 건조로 인한 노화를 걱정하는 이들에게 좋다.

15. 대장암을 예방하는 가지

대장암을 예방하는 데는 다양한 색깔의 채소를 골고루 섭취하는 것이 무엇보다도 중요하다. 그 중에서도 가지는 수퍼 푸드 중의 수퍼 푸드이므로 매일 식탁에 올려 섭취하는 것이 좋다. 특히 가을철 통통하게 살이 오른 짙은 자주색 가을 가지야말로 안토시아닌 계열의 나스닌과 히아신이라는 색소가 풍부하다. 혈관 안의 노폐물을 용해·배설시키는 성질이 있어 혈액을 맑게 해 줄 뿐만 아니라 콜레스테롤을 낮추는 효과도 있다. 가지를 기름으로 볶을 때 기름을 많이 흡수하는 단점은 있지만, 비타민E의 흡수율을 높일 수 있는 장점이 있다. 그래도 기름기가 많아 걱정이 된다면 몸에 좋은 오일로 바꿔서 사용하는 것도 한 가지 방법이다.

16. 비타민 C 하면 고추

풋고추는 면역력 강화에 도움이 되는 비타민C를 다량 함유하고 있다. 풋고추 2개만 먹으면 비타민C 하루 권장량을 채울 수 있을 정도다. 비타민C는 바이러스에 대항하는 능력을 높여 질병을 치유하는 효과가 있다. 또 풋고추에 들어 있는 매운 성분인 캡사이신은 에너지 대사를 높이고 내장 기능을 튼튼하게 해 준다. 또한 고추는 강력한 항산화제로 면역력을 증진시켜 그 어떤 약보다 감염성 질환에 효과적이다. 고추의 캡사이신 성분은 감기 증세를 완화시키는 데 효과적이다. 또 고추는 신진대사와 혈류를 증진시키고, 혈전 생성을 예방해 심혈관 질환에도 도움을 준다.

17. 다이어트에는 버섯

버섯은 최고의 다이어트 식품으로 꼽힌다. 버섯은 칼로리가 낮을 뿐 아니라 비타민B, 비타민D, 칼슘, 철분, 아연, 마그네슘, 칼륨 등의 영양소가 골고루 들어 있어 건강을 지키며 살을 뺄 수 있는 음식이다. 버섯에는 단백질과 비타민, 식이섬유가 풍부하다. 특히 지방 함유량이 낮으며 콜레스테롤이 없어 피부 노화를 지연시키고, 주름살의 형성을 완화시켜 준다.

18. 두뇌계발에 좋은 계란

계란은 두뇌개발에 좋다. 계란 노른자에 있는 레시틴은 뇌 활동에 필수적인 성분이다. 레시틴이 많이 함유된 식품을 먹으면 기억력을 증진시킬 수 있고 치매까지 예방할 수 있다.

계란 1개는 우유 한 컵에 해당하는 영양분을 함유되어 있으며, 특히 계란 노른자는 지질 성분이 30%에 이른다. 여기에 들어 있는 인지질이 뇌세포와 신경세포의 구성 성분이 되어 지능과 두뇌 발달, 기억력 향상에 도움을 주며, 치매를 예방하고 노화를 늦추는 작용을 한다.

19. 여자의 피부를 잘 아는 석류

여성의 과일이라고 불리는 석류에는 천연 에스트로겐 성분이 함유되어 있어 주름 예방과 피부 탄력에 좋다. 또한 풍부한 미네랄과 비타민 등이 함유되어 있어 피부를 투명하고 생기 있게 가꿔준다. 특히 석류에 함유된 AHA성분은 자극 없이 피부 각질을 녹여 주어, 거칠고 칙칙한 피부를 효과적으로 개선해 준다. 석류는 노화방지에도 탁월한 효과가 있다.

20. 몸속 독소를 배출하는 미역

미역의 알긴산 성분은 스폰지가 물을 흡수하듯 중금속, 농약, 발암물질 등을 빨아들여 몸 밖으로 배출시킨다. 한편, 굴이나 전복 속에 많이 들어 있는 아연도 체내에 쌓여 있는 납을 배출하는 효과가 있다.

②

속궁합보다 중요한 게 음식궁합

　음식에도 궁합이 있습니다. 궁합이 좋은 음식은 함께 먹었을 때 맛의 어우러짐이 탁월함은 물론 영양가치도 배가 됩니다. 각각의 재료가 갖고 있는 영양성분이 상승작용을 일으키기 때문으로 이해할 수가 있습니다.

　대표적인 예로 된장국과 부추를 함께 먹으면 좋습니다. 부추는 칼륨을 함유하고 있어 된장국에 함유된 과도한 나트륨을 흡수해 배출시키므로 나트륨이 인체에 쌓이는 것을 막아줍니다.

　◆ 북엇국에는 달걀

　북엇국을 끓일 때도 달걀을 넣습니다. 달걀은 북어에 들어있는 단백질의 질을 상승시켜 단백질 영양 효율을 높여줍니다.

◆ 전복에는 우유

조개류 중에서 가장 귀한 몸으로 알고 있는 육질이 단단한 전복을 부드럽고 맛있게 먹기 위해서는 우유를 사용합니다.

전복을 삶을 때 무를 넣고 삶아 식힌 다음 우유에 담가두면 부드러움을 유지할 수 있습니다. 우유는 양질의 단백질을 갖고 있는데다 전복에 부족한 필수 아미노산을 자연스럽게 보완하는 효과가 있습니다.

◆ 복어 요리에는 미나리

복어탕에는 미나리가 금상첨화입니다. 복어에는 테트로도톡신이라는 청산가리 독성의 1천 배가 넘는 강력한 맹독 성분이 있습니다. 동물의 독 중에서 가장 독성이 강한 테트로도톡신은 물에 잘 녹지도 않고, 가열해도 잘 없어지지도 않습니다. 미나리의 칼슘, 칼륨, 철 등의 무기질 성분이 테트로도톡신을 해독시켜 줍니다.

◆ 설렁탕에는 깍두기

설렁탕에는 깍두기입니다. 설렁탕은 맛있게 잘 익은 깍두기와 함께 먹어야 제 맛이 납니다. 김치는 당질과 지질의 함량이 낮은 저열량

식품으로 섬유질이 많습니다. 또한 발효식품으로 칼슘 흡수율이 매우 좋아 동물성 식품과 궁합이 아주 좋습니다.

◆ 오리 고기에는 영지버섯

오리 고기에는 영지버섯이 최고입니다. 고단백으로 불포화지방산을 많이 함유하고 있는 오리 고기에 영지버섯을 넣고 끓이면 오리 고기의 기름진 맛이 중화되고 영양도 더 상승합니다.

◆ 오징어에는 땅콩

오징어와 땅콩은 엄청 좋은 궁합입니다. 오징어에는 타우린 성분이 많아 알코올 성분 분해와 숙취 해소에 도움이 됩니다. 참고로 마른 오징어는 생 오징어보다 콜레스테롤 수치가 높다는 단점이 있습니다. 이를 보완해 주는 것이 바로 땅콩입니다. 땅콩은 필수아미노산과 불포화지방산이 풍부합니다. 특히 불포화지방산은 혈중 콜레스테롤 수치를 낮추는 역할을 합니다.

반면 궁합이 맞지 않는 음식이 있습니다. 각 음식을 두고 봤을 땐 영양 덩어리인데, 함께 먹으면 영양 가치가 도리어 떨어지면서 심지어 탈을 일으키는 경우도 있습니다. 이처럼 만나면 독이 되는 식품이 있습니다.

◆ 장어를 먹은 후 복숭아는 설사를 유발할 수 있어요

장어를 먹은 다음에 후식으로 복숭아를 먹으면 설사에 시달릴 수 있습니다. 장어는 속을 든든하게 해주는 반면 소화가 느리다는 단점이 있습니다. 장어에 들어있는 지방 때문입니다. 장어에는 21%나 되는 지방이 들어있는데, 이는 소장에서 리파아제에 의해 지방산으로 분해되는 과정을 거칩니다. 분해가 채 끝나기도 전에 유기산이 풍부한 복숭아를 먹으면 장에 자극을 주어 설사를 일으킬 수 있습니다.

◆ 게를 먹은 후 감과 수정과는 식중독에 걸릴 수 있어요

게 요리를 먹은 다음에 후식으로 감이나 곶감, 수정과를 먹으면 소화불량을 동반한 식중독에 걸릴 수 있습니다. 게는 고단백 식품으로 식중독 균의 번식이 빠릅니다. 만약 게의 유해한 성분이 있으면 그 즉시 설사로 배출되어야 하는데, 감을 먹으면 그 속의 타닌 성분 때문에 변비가 생길 수 있습니다. 이 때문에 해로운 균이 몸속에 남아 식중독에 걸릴 수 있습니다.

◆ 조개를 먹은 후 옥수수는 배탈을 유발해요

조개도 게처럼 상하거나 세균이 감염되기 쉽습니다. 산란기에는 스스로 보호하려고 독성물질을 만들기도 합니다. 또 옥수수도 소화가 안 되는 음식입니다. 조개를 먹은 다음에 옥수수를 먹으면 소화가 느리고 유해균 배출이 원활하지 않아 배탈이나 식중독이 발생할 수 있습니다.

◆ 문어와 고사리는 위에 부담을 줘요

문어와 고사리는 둘 다 위에 부담을 주는 식품입니다. 문어는 고단백이지만 소화가 잘 안 되고, 고사리는 섬유질이 많아 위가 약한 사람이 소화하기에는 어렵습니다. 따라서 이 둘을 함께 먹으면 엎친 데 덮친 격으로 소화불량이 악화될 수 있습니다.

◆ 라면과 탄산음료는 칼슘 흡수를 방해해요

라면과 탄산음료인 콜라와 사이다는 칼슘 흡수를 방해합니다. 라면은 화학적으로 칼슘과 결합을 잘 하는 성질이 있어 칼슘 부족을 일으키기 쉽습니다. 만약 라면을 먹고 입가심으로 콜라나 사이다를 마시면 몸 안에 저장된 칼슘까지 모조리 끌어들여 뼈와 치아를 약하게 만들 수 있습니다. 따라서 골다공증과 충치를 유발할 수도 있습니다.

◆ 우유와 초콜릿은 비만을 불러요

우유와 초콜릿은 둘 다 유지방이 풍부한 식품입니다. 유지방은 천연 지방이기는 하지만 과잉 섭취하면 비만과 고혈압, 고지혈증 등 생활 습관병을 유발합니다.

◆ 고구마와 쇠고기는 소화가 잘 안 돼요

고구마의 단백질, 쇠고기는 지방으로 이루어져 있어 소화에 필요한 위산 농도가 서로 다릅니다. 그래서 이 둘을 함께 먹으면 위에 머무는 시간이 길어져 소화가 잘 안 되어 소화불량으로 배탈이 날 수 있습니다.

◆ 치즈와 땅콩은 열량이 높아요

치즈와 땅콩을 함께 먹으면 열량이 높고 지방이 많아 생활 습관병에 걸릴 위험이 높아집니다. 또한 땅콩에는 많은 양의 인이 들어있는데, 치즈와 함께 먹으면 인산칼슘이 만들어져 칼슘이 손실될 수 있습니다.

◆ 수박과 튀김류는 소화불량을 유발해요

수박의 91%는 수분입니다. 수박을 먹으면 위액이 희석되어 소화가 느려질 수 있습니다. 이때 튀김처럼 소화시키는데 시간이 많이 걸리는 음식을 먹으면 소화불량에 걸릴 가능성이 높아집니다.

◆ 마늘과 꿀은 영양을 파괴해요

마늘과 파는 꿀과 함께 먹으면 해가 됩니다. 꿀은 몸에 기를 넣어주는 보약인 반면 마늘과 파는 기를 소통시키고 발산시키는 성질이 있기 때문입니다. 이들은 모두 따뜻한 성질을 갖고 있으므로 동시에 먹을 경우 영양가치가 떨어지고, 열이 나는 부작용도 일어날 수 있습니다.

◆ 미역과 파는 칼슘 흡수를 방해해요

미역과 파는 궁합이 맞지 않습니다. 미역과 파에는 물리적으로 비슷한 공통점이 있습니다. 점질물이 있는 미끈한 미역국에 미끈한 파를 넣으면 음식 맛도 이상하지만, 파에는 인과 유황이 많아 미역국에 파를 넣으면 미역의 칼슘 흡수를 방해하므로 영양가도 떨어집니다.

◆ 김에 소금을 뿌리면 고혈압의 원인이 돼요

김에 소금을 뿌리는 것은 고혈압의 원인이 될 수도 있습니다. 식품 100g 중 나트륨 함량을 보면 쇠고기 90mg, 김 680mg입니다. 바닷물에 있는 3%가 염분이 바다를 정화시키고 생태계를 유지하고 있습니다. 따라서 우리가 즐겨 먹는 김은 풍부한 영양과 함께 다량의 소금기를 머금고 있습니다.

암 예방! 그 시작은
생활습관 개선

암! 가장 두려운 질병입니다. 그러나 세상 사람들이 암을 가장 두렵게 생각하면서도 예방에는 무관심하고 관대한 이유는 무엇일까요? 불투명한 미래, 무지에서 기인하는 것이라고 생각합니다. 암이라는 질병을 잊고 살려면, 인체 내에 암세포가 좋아하는 오염 환경을 만들지 않도록 평소에 적극적으로 노력해야 합니다. 또한 병을 키우면 안 되므로 초기의 완벽한 치료를 통해 재발을 방지해야 합니다. 왜냐하면 하잘 것 없는 작은 병이 큰 병으로 확산될 수도 있으니까요.

이처럼 건강을 위한 현명한 처신이 중요한 줄 알면서 정작 실천에 옮기지 못하는 경우를 종종 목격할 수가 있습니다. 그것은 생활이 그대를 속이고 있거나, 내일은 언제나 있기 때문에 차일피일 미루다가 후회하는 것입니다. 치료시기를 놓치거나 잘못 치료해 재발이 잦을 경우, 상처가 덧나면서 암세포가 발생할 확률이 높으므로 가벼운 질병이라도 신경을 써서 완벽하게 치료하는 지혜가 필요합니다.

대한민국의 사망 원인 1순위인 암은 불행하게도 현대의학으로는 거의 해결하지 못하는 악성 질환이므로 예방이 최우선입니다. 발병률은 성인 남자의 삼분의 일, 여성은 사분의 일로 상상을 초월하는 높은 확률입니다. 암은 다른 말로 만성 대사 장애라고도 합니다. 오랜 임상 경험에 비추어 볼 때, 암 발병과 관계가 깊고 대사 이상을 일으키는 잘못된 생활 습관을 개선한다면 위험한 질병을 최소화하는 데 도움이 됩니다.

◆ 암 예방의 시작은 음식 관리부터

건강한 식습관만 유지해도 암 발생률을 현저히 낮출 수 있습니다. 그렇기 때문에 암을 예방하기 위해서는 균형 잡힌 음식을 잘 먹어야 합니다. 아무리 좋은 식품도 한 가지로는 인체가 필요로 하는 수많은 영양분을 보충하는 데는 한계가 있습니다.

편의점 등에서 간편하게 먹을 수 있는 컵라면, 도시락 등은 뜨거운 물이나 전자레인지에 데우게 되면 용기에서 인체에 부정적인 영향을 미치는 비스페놀a가 발생하게 됩니다. 또한 인스턴트 음식은 여러 가지 화학물질이 다량 함유되어 있어 인체에 위해를 주고 있습니다.

한국인 특유의 국물음식 문화는 위암 발생률을 높이고 있습니다. 따라서 국과 찌개를 함께 떠먹거나 술잔을 돌리는 것은 잘못된 식습관이므로 과감히 바꾸어야 합니다. 국이나 찌개를 함께 떠먹으면 비위생적일 뿐만 아니라 위암 발병의 원인균인 헬리코박터 파일로리균을 전파시킬 수 있는 통로가 될 수도 있습니다.

◆ 채식과 육식 비율은 8:2정도로 유지

균형 잡힌 식사는 각종 암 예방에 많은 도움이 되는데, 모든 영양소가 골고루 포함된 자신의 체질에 맞는 육식과 색깔 푸드를 먹도록 권장하고 있습니다. 염분을 과다 섭취하면 위암뿐 아니라 모든 암의 위험성을 높입니다. 먼저 염분으로 손상된 점막은 위궤양이나 위암의 원인이기도 한 헬리코박터균의 좋은 서식지가 됩니다. 그리고 염분 과다는 미네랄의 균형을 무너뜨려 결국 대사 이상을 불러옵니다.

한편 활성산소는 한 마디로 에너지가 '타고 남은 찌꺼기'라고 할 수 있습니다. 활성산소는 세포를 죽여 없애 노화를 일으키고 질병을 유발합니다. 활성산소를 가장 많이 일으키는 원인의 1위가 놀랍게도 과식입니다. 그 다음이 스트레스, 담배, 과도한 음주 순입니다.

④
고지혈증 예방을 위한 특별한 식단

혈액 속에 지방이 많은 것을 흔히 고지혈증이라고 합니다. 혈액 속에 이물질이 많이 쌓이게 되면 혈액 순환을 방해하고, 혈액을 막히게 하는 등의 심각한 질환까지 불러올 수 있는 위험한 질환입니다.

고지혈증의 예방과 치료를 위해서는 혈액 속의 지방을 없애고, 또 많이 생기지 않도록 해주는 신토불이 식품으로 식습관을 바꾸는 것이 좋습니다. 신선한 과일과 채소, 버섯, 고사리, 도라지, 고구마, 다시마, 파래 등 섬유소가 많은 식품은 위장 운동을 촉진하고 콜레스테롤의 흡수율을 낮춰 줍니다. 또한 혈압을 올리는 나트륨의 섭취를 방해해 2차적인 합병증을 예방하는 데도 효과적입니다. 특히 버섯에는 콜레스테롤의 흡착을 방해하는 물질이 함유되어 있어 동맥경화에도 좋습니다. 또 미역은 세포의 신진대사를 좋게 하는 단백질, 철분, 요오드 등의 성분이 풍부한데, 이 중 요오드는 상처 난 조직에 혈액 순환을 좋게 하여 상처를 빨리 아물게 하는 작용을 합니다. 게다가 미역은 동맥경화증과 고혈압에도 좋으며, 뇌출혈 등을 예방하는 효과도 있습니다.

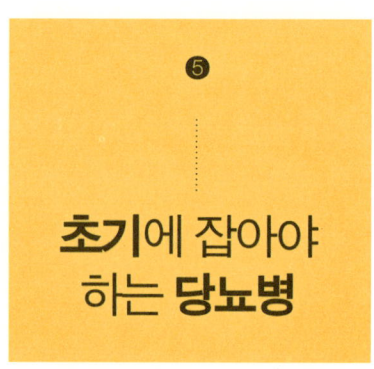

초기에 잡아야
하는 당뇨병

흰 쌀밥을 20대에 먹은 양만큼 40대에도 같은 양을 먹는다면 무시무시한 만성 질환인 당뇨병에 걸리는 확률이 엄청 높아집니다. 흰 쌀밥은 설탕에 버금가는 당분을 머금고 있기 때문입니다.

탄수화물 음식을 섭취하면 일단 위에서 포도당으로 분해되어 혈액 속으로 들어옵니다. 이때 췌장에서는 인슐린을 분비하며 포도당을 운반하는 공급책 역할을 합니다. 인슐린은 포도당을 각 세포로 보내며, 에너지 사용에 쓰고 남은 포도당은 간장과 근육에 글리코겐 형태로 저장되며, 그래도 남으면 지방으로 전환시켜 복부에 저장합니다. 이것이 치명적인 복부 비만입니다.

탄수화물을 과다 섭취하면 췌장은 에너지의 원활한 공급을 위해 그만큼 인슐린을 많이 분비하게 됩니다. 같은 상황이 계속 반복되면 췌장은 빨리 지치게 되고, 고장 난 췌장은 인슐린을 적게 분비하거나 불량 인슐린을 생산함으로써 혈액 속에 처리되지 못한 포도당이 넘치게 됩니다. 이것이 바로 당뇨병입니다. 당뇨병은 고혈압과 더불어 예후가 무척이나 안 좋은 질병입니다. 그러나 현대의학은 치료와는 거리가 먼 임시방편적인 당뇨 수치 조절 약을 주면서 평생을 같이 살라고 주문합니다. 과연 현대의학이 시키는 대로 평생 약을 규칙적으로 복용할 시 아무런 문제없이 노후를 맞이할 수가 있을까요? 이것이 현대의학의 한계입니다. 당뇨병과 고혈압은 이유 여하를 막론하고 초기에 고쳐야 합니다. 현대의학을 믿고 방심하다가 큰일을 겪는 불행한 환자들을 보고 있자면 안타깝기만 합니다. 조금만 관심을 가지고 노력한다면 얼마든지 건강한 몸으로 편안한 일생을 맞이할 수가 있는데도 불구하고, 의사를 믿고 양약을 맹신한 결과라고 생각합니다.

그렇다면 현대의학을 탓해야 할까요, 아니면 의사를 탓해야 할까요? 당뇨병은 건강관리를 잘못하면 무시무시한 공포의 합병증이 도사리고 있습니다. 눈을 멀게 하는 망막증, 손발이 썩어 들어가는 신경병증, 신부전증의 원인이 되는 신증 등을 유발합니다. 그러니 당뇨병이 그 어떤 질병보다도 무서운 질병임을 명심하고, 조금 힘들고 어렵더라도 초기에 다스리는 것이 무엇보다도 중요합니다.

당뇨병 치료제의 허와 실의 세계

당뇨병 치료제 중에서 대표적인 것이 당을 천천히 분산시키는 당분 흡수제, 인슐린 효과 증강제, 인슐린 분비를 촉진시키는 인슐린 분비 촉진제 등이다. 그러나 이 약들은 완치용이 아닌, 임시방편으로 사용하는 혈당 조절용이라는 점을 명심하자. 예를 들어 인슐린 분비 촉진제로 당뇨병을 치료할 시 혈당 조절이라도 장기간 가능하다면 무척 다행이지만, 속내는 전혀 다르다는 심각한 문제가 있다.

환자마다 조금씩 다르긴 하지만, 대부분 10년 이상 장기간 복용 시 인슐린 분비 기관인 췌장이 에너지 공급책인 인슐린을 자연적으로 생성하지 못 하고, 다년간 물리적으로 인슐린을 생성함으로써 제 기능에 방해를 받아 손상되거나 망가진다. 이로 인해 인슐린 분비가 어려워지면 다른 극단적인 치료 방법을 강구해야 한다는 것이다. 이것이 말기 당뇨병 환자의 비참한 현실이다.

그러니까 입을 닫고 있는 현대의학을 탓하지 말고, 더 진행되기 전에 식생활 개선과 운동으로 만성 질환인 당뇨병을 극복해야 한다.

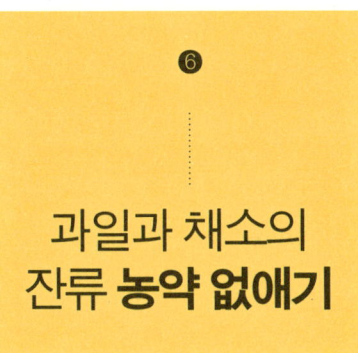

과일과 채소의
잔류 **농약 없애기**

"요즘은 안심하고 먹을 것이 별로 없다!"

이 말이 새삼 가슴에 와 닿는 것은 무슨 이유일까요? 원산지를 속이는 것은 물론이고 품질이 좋은 것처럼 보이게 하려고 과일이나 채소에 약품 처리를 하기 때문입니다. 게다가 시중에 판매되는 식품들이 어디에서 어떻게 재배되고, 어떤 유통 과정을 거쳤는지 100% 믿기 어렵습니다. 그렇다고 식품을 사지 않을 수도 없는 일입니다. 실험 결과 구입한 과일과 채소는 올바르게 씻는 것만으로도 잔류 농약을 대부분 없앨 수 있다고 하니 조금 안심이 됩니다.

식품의약품안전처에 따르면 흐르는 물, 숯을 담근 물(1%), 식초(1%) 및 소금물(1%)로 세척한 결과, 농약 제거율은 크게 차이가 없었다고 합니다. 그러나 식초나 소금물로 씻으면 오히려 영양소가 파괴될 수 있으므로 주의해야 합니다. 그렇다면 과일과 채소의 종류에 따라 어떻게 하면 잔류 농약을 없애고 안전하게 섭취할 수 있는지, 그 효율적인 방법에 대해 알아보겠습니다.

◆ 딸기 · 포도 · 사과 · 배추 · 오이 등의 과일과 채소류

딸기 · 포도 · 사과 · 배추 · 오이 등의 과일과 채소류는 수돗물에 담가두었다가 흐르는 물에 다시 씻는 것이 좋습니다. 수돗물, 숯을 담근 물(1%), 식초(1%), 소금물(1%)로 세척할 때 잔류 농약은 80% 이상 제거되므로 안심하고 먹어도 됩니다.

◆ 포도

포도처럼 과일 사이사이에 농약이 잔류할 가능성이 있는 과일은 물에 1분 정도 담근 뒤 흐르는 물에 30초 정도 씻어 주면 잔류 농약이 제거됩니다.

◆ 복숭아

복숭아처럼 겉에 잔털이 많은 과일은 물에 5분 정도 담갔다가 흐르는 물에 30초 정도 씻으면 잔털과 잔류 농약이 대부분 없어집니다.

◆ 딸기

딸기는 잘 무르고 잿빛 곰팡이가 끼는 경우가 많아 곰팡이 방지제를 뿌리게 됩니다. 그러므로 딸기를 물에 1분 정도 담근 뒤 흐르는 물로 30초 정도 씻어 줍니다. 이때 꼭지 부분은 농약의 잔류 가능성이 있으므로 먹지 말고 버리는 것이 좋습니다.

◆ 사과

사과는 물에 씻거나 헝겊 등으로 닦아서 껍질째 먹어도 좋습니다. 다만 사과 꼭지의 움푹 들어간 부분에는 농약이 잔류하므로 이 부분을 칼로 베어내고 먹으면 됩니다. 특히 사과는 손으로 만졌을 때 반짝거리는 것이 묻는지 확인해야 합니다. 왁스가 발라졌을 경우 소주를 묻혀 왁스를 닦아낸 뒤 먹기 전에 흐르는 물로 껍질을 깨끗이 씻습니다.

◆ 바나나

바나나는 유통 과정에서 살균제나 보존제를 사용하게 됩니다. 특히 바나나는 수확한 뒤 줄기 부분을 방부제에 담그는 경우가 많기 때문에 줄기 쪽부터 1cm 지점까지 잘라버리면 안심하고 먹을 수 있습니다.

◆ 깻잎과 상추

잔털이나 주름이 많은 깻잎이나 상추는 농약이 잔류할 가능성이 있으므로 다른 채소보다 충분히 씻어 주는 것이 좋습니다. 물에 5분 정도 담갔다가 흐르는 물로 30초 정도 씻으면 잔류 농약이 대부분 제거됩니다.

◆ 파

파는 뿌리 부분에 농약이 많을 것으로 생각해 떼어 버리는 경우가 많습니다. 그러나 실제로 파는 뿌리보다 잎에 농약의 잔류할 가능성이 더 높습니다. 파는 시든 잎과 함께 외피 한 장을 떼버리고 물로 씻는 것이 좋습니다.

◆ 배추와 양배추

배추와 양배추는 농약이 직접 닿는 바깥쪽의 잎에는 농약이 잔류할 수 있습니다. 배추의 겉잎을 두세 장 떼어 내고 흐르는 물로 잘 씻으면 안심하고 먹을 수 있습니다.

◆ 오이

오이는 흐르는 물로 오이 겉면을 스펀지 등으로 문질러 씻습니다.

그런 뒤 굵은 소금을 뿌려서 도마에 대고 문지르고, 다시 흐르는 물로 오이를 씻으면 됩니다.

◆ **고추**

고추는 끝부분에 농약이 남아 있다고 알려져 있으나 실제로 그렇지 않습니다. 물에 일정 시간 담갔다가 흐르는 물로 잘 씻어 먹으면 됩니다.

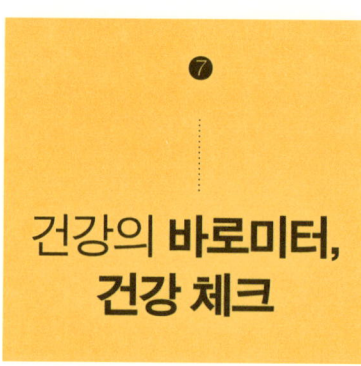

건강의 **바로미터, 건강 체크**

건강 체크는 보통 4가지 유형으로 분류하고 있습니다.

시각을 통해서 진찰하는 망진(望診)

청각을 통해서 진찰하는 문진(聞診)

환자 또는 보호자에게 증상을 물어 진찰하는 문진(問診)

진찰자의 손으로 환자를 직접 만져서 진찰하는 절진(切診)

그러나 누구나 할 수 있는 12원혈 건강 체크의 방법도 있습니다. 원혈은 자연 치유력을 증가시키는 혈자리입니다. 12장기(육장육부)의 원혈을 알아두면 여러 가지 질병을 예방할 수 있으며, 또한 질병의 경중을 압통을 통해 알 수 있는 좋은 혈자리입니다.

육장육부란 간-담, 심-소장, 비-위장, 폐-대장, 신-방광, 심포-삼초경을 이릅니다. 음양의 원리를 이해한다면 육장은 음에 속하며, 육부는 양에 속합니다. 여기서 특별한 장기는 심포-삼초경입니다. 나뭇가지가 흔들리면 바람이 있다는 것은 확신할 수 있으나 눈으로 볼 수 없듯이, 심포-삼초경 역시 우리 인체에서 중요한 역할을 하고 있는 장기임에는 분명한데 형체가 없어 눈으로 확인할 수 없는 것이 신비롭습니다. 육장육부를 제대로 알면 병의 원인을 알게 되고, 허한 장기를 튼튼하게 하면 저절로 병이 사라지고 건강을 유지하는 방법을 터득하게 됩니다.

◆ 대장의 원혈인 합곡을 엄지손가락으로 1일 4~5회 정도 기분 좋게 누르면 생리통, 감기에 효과가 있으며 여드름 치료에도 도움이 됩니다. 엄지손가락으로 꾹 눌러서 심한 압통을 느끼면 대장이 불편한 것입니다.

◆ 삼초경의 원혈인 양지를 가끔 누르면 빈뇨증, 여드름, 검은 반점과 같은 증상도 없앨 수 있습니다. 엄지손가락으로 꾹 눌러서 압통을 느끼면 삼초경에 문제가 있는 것입니다.

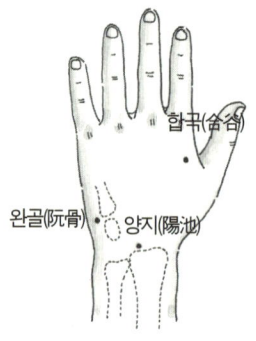

◆ 소장의 원혈은 완골입니다. 조물주가 완벽에 가까울 정도로 잘 만들어서 질병이 생길 확률이 아주 미미합니다.

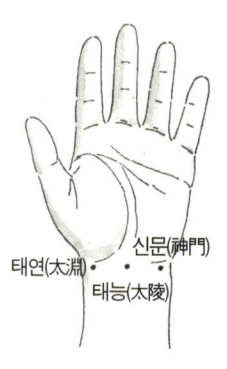

◆ 폐의 원혈인 태연혈을 누르면 기침, 숨이 차는 증상, 눈의 피로, 관절염에 효과가 높습니다. 꾹 눌러서 압통이 있을 시 폐에 문제가 있는 것입니다.

◆ 심포경의 원혈인 태릉혈을 누르면 마음을 가볍게 하고, 심신을 안정시킵니다.

◆ 심장의 원혈인 신문혈은 심장의 이상 유무를 체크하는 중요한 혈자리입니다. 엄지로 꾹 눌러 압통을 느끼면 심장에 이상이 있는 것입니다. 또한 엄지손가락으로 1일 3번 매 회 30초 정도 꾹 눌러 자극하면 치매 예방에 많은 도움이 됩니다.

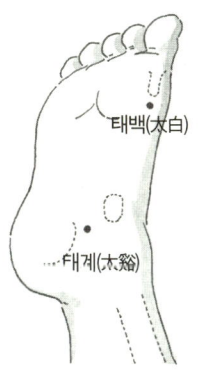

◆ 비장이 원혈인 태백혈을 누르면 비장의 기능이 강화됩니다. 엄지손가락으로 가끔 10초 정도 꾹 누릅니다.

◆ 신장의 원혈인 태계혈을 엄지손가락으로 누르거나 네 손가락을 모아 원을 그리며 마사지하면 방광염, 중이염 증상을 개선하며 정력을 왕성하게 합니다.

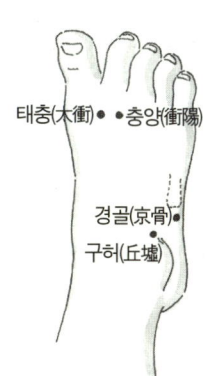

◆ 간장의 원혈인 태충혈을 엄지손가락 끝으로 가끔 누르면 간을 편안하게 하며, 발이 냉한 증상이 개선됩니다. 지방간이나 간염으로 간이 불편하면, 간의 원혈인 태충혈을 꾹 누르면 반드시 압통을 호소합니다.

◆ 위장의 원혈인 충양혈을 엄지손가락으로 가끔 누르면 식욕부진을 개선하며 기분이 좋아집니다. 위염이나 위궤양 등으로 위가 불편하면, 위의 원혈인 충양혈을 꾹 누르면 압통을 호소합니다.

◆ 담경의 원혈인 구허혈은 1일 3회 매 회 10초 정도 기분 좋게 누르면 어깨와 목이 뻐근하고 아픈 증상을 개선하고, 담석 예방에도 도움이 됩니다. 담결석이 있으면 구허혈을 꾹 누르면 격렬한 통증을 호소합니다.

◆ 방광의 원혈인 경골을 1일 3회 매 회10초 정도 기분 좋게 누르면 방광 기능이 좋아집니다.

직접 확인하고 예방하는 건강 체크

1. 손톱으로 알아보는 건강

손톱을 꾹 눌렀다가 뗀 후 창백했던 손톱이 원래의 분홍색으로 바로 돌아가는지를 확인하는 방법이다. 분홍색을 되찾는 속도가 느리다면 건강에 빨간 신호등이 올수 있다는 전조현상이다. 또한 밝은 분홍색이 아닌 경우에도 문제가 있다.

- 흰색이면 빈혈
- 붉은색이면 고혈압
- 어두운 자주색이나 검은색이면 혈액순환 장애
- 군데군데 흰 반점과 함께 누른빛이 난다면 간 기능 저하

이와 함께 손톱에 세로줄이 보이기도 한다. 이는 무리한 다이어트를 하는 사람, 극심한 피로에 시달리는 사람, 편식이 심한 어린 아이에게 나타난다. 또한 손톱 형태가 편편하지 않거나 불균형으로 보이면 피부, 관절염, 원형탈모증 증상이 있을 수 있다. 손톱이 잘 갈라지거나 부러진다면 혈액순환 장애, 영양 상태가 좋지 않다는 붉은 신호로 볼 수 있다. 한가운데 움푹 들어간 곳이 있다면 철분 부족, 볼록 솟아오르면 호흡기, 소화기관 기능 저하에 따른 것이다. 또 숟가락처럼 뒤집어지는 경우에는 극심한 빈혈, 자궁근종, 생리 과다출혈 등 의심된다.

2. 여드름으로 알아보는 건강

여드름은 오장육부 내부 기혈의 흐름이 원활하지 못해 나타나는 질환으로 심화, 간열, 폐열, 신장혈, 장내 독소 등의 이상으로 나타난다. 그러나 발생하는 얼굴 부위에 따라 원인이 다르다.

- 이마에 발생하는 여드름 : 스트레스로 인한 심화가 원인
- 코에 발생하는 여드름 : 소화가 잘 안 되는 비장과 위장의 습열, 변비나 숙변이 있을 때도 발생
- 볼에 발생하는 여드름 : 왼쪽은 간, 오른 쪽은 폐의 화독이 원인
- 턱과 입 주변에 발생하는 여드름 : 신장과 생식 기능 저하가 원인

3. 얼굴색과 냄새로 알아보는 건강
- 간이 불편하면 얼굴이 푸른색을 띠며 누린내가 난다.
- 심장이 불편하면 얼굴이 붉은색을 띠며 타는 듯한 냄새가 난다.
- 비장이 불편하면 얼굴이 누른빛을 띠며 향내가 난다.
- 폐가 불편하면 얼굴이 흰색이며 비린내가 난다.
- 신장이 불편하면 얼굴이 검은색을 띠며 썩은 내가 난다.

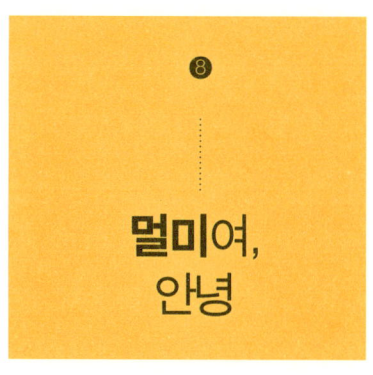

멀미여,
안녕

멀미는 흔들리는 물체에 탑승하면 일어나는 구역질 현상입니다. 대체적으로 비위가 약하고, 신장과 방광이 강한 소음인 체질에 흔히 나타납니다. 멀미가 심한 사람은 속에 든 내용물을 다 확인하고, 물까지 다 쏟아내고, 비로소 바다와 하늘이 노란색일 때도 있구나, 하는 경험을 하게 될 정도로 고통스러운 상황을 맞이할 때도 있습니다.

마음을 설레게 하는 여행이지만 때론 멀미라는 불청객이 찾아와 심신을 지치게 만들어 여행의 기분을 완전히 망칠 때도 있습니다. 멀미는 귓속 세반고리관 안에 있는 림프액에 의해 얻어진 정보와, 눈으로 보는 시각 정보가 불일치하기 때문에 발생합니다. 예를 들면 자동차 안에서 책을 읽을 때 시각적으로는 몸이 거의 정지되어 있는데, 림프액은 뇌에 몸이 전후좌우 상하로 움직이고 있다고 보고함으로써 뇌가 균형감각을 잃은 것입니다. 그런데 신기하게도 차 멀미, 배 멀미, 비행기 멀미는 있지만 기차 멀미는 거의 없습니다. 어째서 기차는 다른 운송 수단과 달리 멀미를 유발하지 않는 걸까요?

그 이유는 간단합니다. 사람은 보행을 통해 전후좌우 움직임에는 적응력을 갖고 있지만, 상하 운동에는 비교적 익숙하지 않습니다. 자동차나 버스, 그리고 배, 비행기는 상하 운동이 많은 반면 기차나 지하철은 평평한 철로 위를 다니므로 상하 운동이 매우 적습니다. 이러한 이유로 기차에서는 멀미를 잘 안하는 것입니다.

지금부터 멀미를 절대로 안 하는 방법을 알려드리겠습니다. 바로 압봉(의료기기 상사에서 구입)을 이용하는 것입니다. 여행 전에 양손의 중지, 새끼손가락의 손톱이 시작되는 지점의 안쪽에 각각 부착(4개소)하면 컨디션이 좋아지면서 멀미는 간단히 해결됩니다.

◆ **부착 위치**

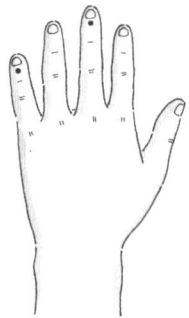

약지가 길면
정력도 좋다

남성에게 발기부전은 고개 숙인 남자가 되는 지름길입니다. 의외로 많은 남성이 발기부전으로 고민하고 있지만 질환의 특성상 말을 꺼내는 것조차 쉽지 않습니다. 비아그라나 시알리스 등의 발기부전 치료제가 암암리에 불타나게 팔리는 것도 그런 이유일 것입니다. 그러나 이런 약들은 1회성일 뿐 근본적으로 해결해 주지 못합니다.

젖은 낙엽처럼 축축 처지는 남성들도 노력만 하면 얼마든지 해결할 수가 있습니다. 일반적으로 발기부전은 사상체질에 따라 다소 차이는 있으나, 40대 중반부터 발병률이 갑자기 높아집니다. 60대 남성의 50%, 80대의 90%가 발기부전을 겪고 있다는 통계 자료를 보면 호르몬으로 인한 신체적 노화와 관계된 것으로 이해할 수가 있습니다.

그러나 최근에는 20대 남성들도 과도한 스트레스나 만성질환으로 인해 발기부전을 호소하는 경우가 늘고 있습니다. 발기부전은 말 그대로 충분한 발기가 되지 않거나, 발기 상태가 오래 유지되지 않는 것으로 이해할 수 있습니다. 일반적으로 이러한 상태가 3개월 이상 지속되면 발기부전으로 정의하지만, 시점은 개인마다 다소 차이가 있습니다.

발기부전은 결코 불치병이 아닙니다. 꾸준히 노력한다면 치료가 가능합니다. 한방에서는 성기를 양기 집합체로 봅니다. 그래서 그 원인 또한 양허, 즉 양기 부족에서 찾습니다. 이는 양방에서 보는 남성 호르몬 부족과 일맥상통한 것으로 이해할 수가 있습니다.

발기부전의 원인으로는 노화와 약물 부작용(호르몬 제제, 고혈압 치료제 등), 심리적 요인(정서적 스트레스, 우울증이나 불안 장애), 만성 소모성 질환(고혈압, 당뇨 등), 특히 전립선 비대나 당뇨는 발기부전과 직결됩니다.

혈액 순환이 잘 안 된다는 것은 발기부전의 다른 표현이나 다름없습니다. 결국 발기부전은 성기 해면체인 모세혈관의 혈액 공급 상태가 좌우한다고 보면 됩니다. 20대에서 발기부전이 나타나는 경우는 스트레스나 흡연, 복부 비만 등의 생활습관이 문제인 경우가 많습니다. 실제로 규칙적인 운동만으로 발기부전이 호전되는 경우도 있기 때문입니다. 또한 심리적 요인의 제공자는 대부분 아내나 애인입니다. 그들이 직접적인 원인을 제공하는 것보다 상대에 대한 부담감이나 성에 대한 잘못에 대한 편견이 작용한 것입니다. 이런 경우 상담을 통해 불안이나 갈등에 대한 원인을 찾아낸다면 증상도 자연히 좋아집니다. 약지가 중지보다도 길면 정력이 좋다는 것은 임상실험 결과로 증명된 사실입니다. 그래서 손가락만 잘 잡아당겨도 신비로울 정도로 건강에 많은 도움이 됩니다.

약지를 1일 3회, 1회에 3분 정도 지속적으로 꾸준히 잡아당기면 인체는 정력 증강과 쾌면유도라는 큰 보상을 준비합니다. 때로는 수시로 잡아당겨도 상관없으며, 가능하면 약간의 힘을 가해 기분 좋을 정도로 잡아당기면 됩니다.

◆ 손가락 당기기

엄지 - 기침 진정

검지 - 쾌면 유도 및 변비 예방

중지 - 침침한 눈, 환청과 비문증(눈앞에 모기가 날듯 느껴지는 증상) 예방

약지 - 정력 증강

새끼 손가락 - 고혈압 예방

한편, 건강을 위한다면 화장실에서는 속전속결의 원칙을 꼭 지켜야 합니다. 화장실에서 많은 시간을 보내는 것이 습관화되면 치질이라는 아주 불편한 질환이 발병하면서, 더 악화되면 중질환으로 발전합니다.

배설하면서 쾌감의 정도를 나열하면 **땀 → 소변 → 대변 → 정액** 순입니다. 화장실에서 잔변을 누기 위해 힘쓰지 않고 검지를 가벼운 상태로 당기고만 있어도 수분 후에는 기분 좋은 느낌을 받으면서 아주 자연스런 배변이 됩니다. 이제 힘쓰지 마시고 느껴보세요.

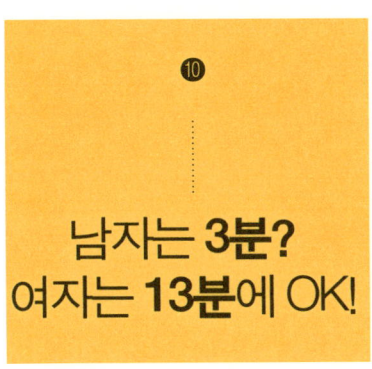

남자는 **3분?**
여자는 **13분**에 OK!

성은 음과 양의 에너지 관리입니다. 음양은 가장 강력한 극과극의 에너지라 제대로 관리하면 무병장수할 수 있지만, 상극이면 우울증에 빠지기도 하고 자살로 몰고 가기도 합니다.

동양에서는 오르가즘이 없는 성생활이 지속 되었을 때 기혈이 자궁 쪽에 울체했다고 합니다. 이것이 지속되면 자궁에 혹이 생겨 자궁근종이 됩니다. 즉, 기가 정체되었다고 말하는 것입니다. 기가 정체되면 모든 병증이 나타나게 되는 것입니다. 특히 기가 부분적으로 정체되면 그 부분에 통증, 염증이 나타납니다. 또 이곳이 오랫동안 방치되면 근육이 굳어지는 암이 발생하는 것입니다.

방중술에는 여자의 얼굴이 달아오르고, 유방이 단단해진 다음 비로소 삽입해야 한다고 역설하고 있습니다. 백인의 경우 안면홍조가 강하게 나타나는 것을 쉽게 알 수가 있지만, 동양인은 황인종이라 안면 색깔 변화를 쉽게 느끼기 어렵습니다. 이럴 때는 귀의 변화를 참고하면 좋습니다. 귀는 조직이 얇아서 혈관의 주행 상태가 금방 드러나기 때문입니다. 귀가 빨개지면 흥분해서 모세혈관이 확장되었다는 뜻이므로 삽입을 해도 괜찮다는 신호로 알면 됩니다.

그러나 현대의 부부관계를 보면, 일단 남편은 급한 나머지 애무는 건성으로 하고 조급하게 삽입함으로써 아내를 실망시킵니다. 여자의 은밀한 부위를 흔히 가마솥에 비교하듯이, 페니스의 삽입 타이밍을 최대한 늦추고 아내를 한껏 달아오르게 해야 황홀한 밤이 된다는 이야기입니다. 즉, 남편은 아내에게 충분한 전희를 통해 삽입을 애원하게 만들어야 한다는 말입니다.

여자는 성적으로 고조되면 여러 가지 반응을 나타냅니다. 그것을 잘 파악해 흥분의 정도를 가늠한 후 절묘한 타이밍에 삽입해 피스톤 운동을 하는 것이 좋다고 말합니다. 그러면서 흥분의 정도, 즉 오르가즘에 도달하기 전 성적 흥분의 단계를 다섯 단계로 나누고 있습니다.

첫째, 여자의 얼굴이 빨개지면 서서히 페니스를 접촉한다.
둘째, 유방이 단단해지거나 코에 땀이 맺히면 삽입한다.

셋째, 여자가 마른침을 삼키면 페니스를 서서히 움직인다.

넷째, 음부가 부드러워지면 페니스를 깊이 넣는다.

다섯째, 여자의 엉덩이에 애액이 흐르면 서서히 페니스를 당긴다.

인간의 성행위는 무성 생식에서 자웅 교접 방식으로 변했으며, 앞으로는 사이버 섹스로 바뀔 가능성이 큽니다. 수십 년 후면 인간은 뇌 속에 이식한 컴퓨터 '오르가즘칩'을 이용해 식접 성석 쾌감을 다운로드 받는 시대가 올 수도 있습니다.

지구촌에서는 매일 2억 4천만 명이 성행위를 하고, 그 결과 40만 명의 아기가 태어납니다. 또 나라마다 사람들이 몇 살 때 처음 섹스를 하는지에 대한 정확한 자료는 없으나, 조사 결과에 따르면 미국은 16세, 브라질은 18세, 카자흐스탄 20세로 나타났습니다. 또한 활동력이 왕성한 16~45세까지의 성인을 기준으로 볼 때 연간 평균 섹스 횟수는 90회 정도며, 섹스 시간은 10분 정도입니다.

섹스에 관한 특이한 사항도 있습니다. 인도에서는 많은 커플이 50세가 되면 성생활을 삼가며, 여성들은 딸이 시집을 갔거나 자신이 할머니가 되면 섹스를 삼가며, 일본인은 콘돔을 가장 열성적으로 사용하는 나라로 유명합니다.

세기의 발기부전 치료제인 비아그라. 비아그라가 처음부터 발기부전 치료제로 개발된 것이 아닙니다. 후두염 치료를 위해 개발한 것이 뜻하지 않은 실험을 통해 발기부전 치료에 효과가 있다는 것을 알고 조금 보완한 것이 오늘날의 비아그라입니다. 혈관 확장제라고도 말하는 비아그라는 좁아진 혈관을 확장시켜 줌으로써 발기에 적극적인 도움을 주고 있습니다. 따라서 서서히 흥분 상태를 고조시킴으로써 완전한 발기 상태가 오랫동안 지속이 되는 것입니다.

남성의 생식기는 두 개의 해면체와 한 개의 요도로 구성되어 있습니다. 가죽 주머니라고도 불리는 해면체는 스펀지 기능 때문에 평소에는 혈액의 출입에 별다른 영향을 미치지 않지만, 일단 성적 흥분을 느낄 때면 볼탑 형식으로 문이 닫혀 일단 생식기 내로 몰려온 혈액은 밖으로 배출되지 않기 때문에 그 혈압에 의해 발기가 됩니다. 그렇기 때문에 애무하는 동안 발기에 억지로 신경을 쓰지 않더라도 시간이 흐름으로써 서서히 발기가 됨을 명심 또 명심해야 합니다.

흔히 여성을 가마솥에 비유하는 데는 그만한 이유가 있습니다. 여성은 나약하지만 잘 뿌려지지 않고, 섬세하지만 민감하지 않는 특성이 있습니다. 그렇기 때문에 가마솥처럼 서서히 달구어져야 쾌감을 느낄 수 있으므로 애무하는 시간을 길게 잡으라는 이야기입니다. 다시 말하면 삽입만이 절정에 이르게 하는 방법이 아니라는 것입니다.

삽입하지 않고 진한 애무만이라도 절정에 오르는 여성이 얼마든지 있으며, 삽입 중심의 섹스보다 애무 중심의 섹스에 관심을 더 갖는 게 원만한 부부 관계를 위한 색다른 방법이 아닐까요?

남자는 3분이면 OK, 여자는 13분에 OK! 이 시간차 때문에 겪은 수많은 어려움이 있다는 것을 아는 사람은 아마도 많지 않을 것입니다. 남녀가 소위 후끈 달아오르는 오르가즘에 도달하는 시간이 이렇게 다르다 보니 파트너와 능을 놀리게 되는 경우도 많습니다. 소위 말하는 성격차를 극복하기 위해 부단한 노력과 약간의 테크닉은 필수입니다.

성격차를 극복하기 위해서는 남성들이 자신의 성적 흥분을 억제하는 노력과 더불어 여성의 성적 흥분을 촉진시키는 방법을 찾기 위한 부단한 노력이 필요합니다. 자동차도 한겨울에 적당한 예열이 되면 잘 나가지만, 시동을 막걸어 출발하려면 뻑뻑하기 그지없습니다. 그녀도 마찬가지입니다. 충분히 데워지지 않으면 아픔의 신음소리만 토해낼 뿐, 아무런 감흥이 없는 것은 당연합니다.

남녀가 성적 만족에 도달하는 이상적인 성교는 20분 동안의 애무 끝에, 성기를 결합한 뒤 5분 정도 피스톤 운동을 하는 것이 가장 일반적인 패턴입니다.

어느 킨제이 보고서에 의하면 아주 흥미로운 사실을 발견할 수 있습니다. 상대방의 성감대에 대해서 알고 있느냐는 질문에 '그렇다'고 답한 남성이 61%, '아니요' 라고 답한 남성이 24%입니다. 또 성감대의 구체적인 부위로는 유방, 귀, 유두 순이었습니다. 이 조사결과 중 재미있는 사실은 파트너의 성감대를 알고 있다고 대답한 남성이 모르고 있다고 대답한 남성에 비해서 훨씬 결혼생활 만족도가 높았다는 사실입니다.

여성의 성감대, 그곳은 어디일까요?

여성의 성감대를 자극해 열렬이 페니스가 들어와 주길 바라는 성적 흥분이 최고조에 도달해 있으면, 여성의 오르가즘은 불가피한 상태에 도달하게 됩니다. 간절히 원할 때 결합을 해 피스톤 운동으로 절정에 올려놓으면 되는 것이 이상적인 절차입니다. 하지만 실제로 다른 경우가 많습니다. 그녀의 성감대를 찾기 위해 여기저기 더듬어 보지만, 그녀는 꿈쩍도 하지 않습니다. '뭐 하는 거야?' 라는 듯한 눈빛을 보면 좌절감마저 들기도 합니다.

성감대는 딱히 정해진 곳이 없기도 하지만, 온몸이 성감대이기도 합니다. 성감대란 성행위 중에 분명 야릇한 느낌을 주는 행위와 신체부위가 있습니다. 바로 그곳이 성감대라고 생각하면 틀리지 않습니다. 이를테면 귀에 숨을 불어넣거나, 핥거나, 머리카락을 매만지거나, 허벅지를 쓸어 올리거나, 유방과 유두를 혀로 자극하거나 등의 움찔

거리게 만드는 것입니다. 그것이 바로 그녀를 열리게 하는 열쇠입니다. 여기에 그녀의 마음까지 열 수 있는 한 마디 "사랑해!"를 곁들인다면 화끈한 밤, 황홀한 밤, 거룩한 밤, 명연주를 들을 수 있는 밤을 보낼 수 있을 것입니다.

이처럼 황홀한 순간을 맞이하기 위해 우선 청결해야 함을 잊지 말아야 합니다. 손에는 일반 세균, 대장균 등이 득실거리고 환경호르몬, 쇳가루 등의 이물질이 묻어 있을 수 있습니다. 그래서 손을 항상 깨끗하고 청결을 유지해야 합니다.

특히 화장실에 들어갈 때에는 보물 1호인 중요 부분의 청결을 위해 반드시 손을 먼저 씻고 볼일을 보는 좋은 습관을 길러야 합니다. 그런데 아이러니하게도 대부분 사람들은 화장실에서 볼일을 보고 나올 때 손을 씻는 장면을 흔히 목격할 수가 있는데, 이는 크게 잘못된 습관입니다. 들어갈 때 깨끗이 씻지 않고 그대로 성기에 손을 댄다면 세균 감염은 물론, 이물질로 오염시켜 배우자에게 치명적인 위해를 가할 우려가 있습니다. 그러니 항상 손 청결에 신경을 써야 합니다.

섹스! 아는 만큼 쾌감도 높은 이유?

1. 자위행위를 통한 조루 예방법

일시적인 발기 장애는 심리적인 불안에 의해 발생하지만, 조루 현상은 청소년 시절의 잘못된 성 지식 때문에 자칫 성인이 되었어도 제대로 되지 않는 경우가 있다. 예를 들자면 청소년 시절 자위를 하는 과정에서, 타인에게 들킬지 모른다는 두려움과 불안감 때문에 서둘러 끝내곤 하던 것이 체질화되어 습관성 조루가 된 것이다. 습관성 조루에서 벗어나기 위해 다음과 같은 방법을 알아보자.

①사정하기 직전 순간까지 흥분 상태가 올라가도록 자위행위를 한다. 단, 사정을 해서는 안 된다.

②자위행위를 중단하고 잠시 휴식(20~30초)을 취한 다음, 다시 자위행위를 한다. 그리고 사정하기 바로 직전까지 자위행위를 계속하다가 중지한다.

③자위행위를 하다가 절정에 오르면 잠시(20~30초)쉬고, 다시 자위행위를 하면서 절정에 오르면 쉬고, 하는 방법으로 1일 3회 반복한다. 2주 동안 매일 한다.

④2주일이 지난 후, 이번에는 베이비오일이나 바디 로션들을 바르고 자위행위를 한다.(오일이나 바디 로션을 사용하는 것은 여성의 질 내 환경과 동일하게 만들어 주기 위함이다.)

⑤이렇게 2주를 더 계속 훈련하게 되면 자위행위를 시작할 때부터 사정 직전까지의 시간이 상당히 연장되었음을 발견할 수 있다. 즉, 조루 현상이 사라지고 오르가즘에 이르는 시간이 연장되었음을 알게 될 것이다.

⑥이제 파트너와 실제로 성관계를 할 단계가 되었다. 당당하게, 그리고 서서히

음경을 질 내에 삽입해 피스톤 운동을 시작한다. 피스톤 운동을 하면서 반드시 파트너 얼굴을 빤히 보며 일거수일투족을 읽도록 노력한다. 사정 단계에 이르게 되면 잠시 피스톤 운동을 정지한다. 사정 욕구가 어느 정도 사라지면 다시 피스톤 운동을 반복한다.

2. 성관계 전 명심 사항

①피곤할 때나 정신적으로 긴장 상태에 있을 때는 양귀비 같은 절세가인이 원힌디고 해도 성관계를 하지 않는 게 상책이디. 억지로 발기한 페니스는 조루를 유발해 남녀 모두 허탈할 뿐이다. 또 건장한 남성은 날씬한 여자나 섹시한 여자를 보면 시도 때도 없이 자연스럽게 성적 흥분을 느끼면서 발기가 된다. 반면 숫기가 적은 남성은 이목이 두려워 억지로 흥분을 가려 앉히려고 노력하는데, 그럴 필요성이 전혀 없다. 정상인이라면 극히 자연적인 현상이므로 부끄럽다는 생각을 버리고 도리어 성기를 마음껏 발기시켜 과시함으로써 건강한 정력이 오래 지속되도록 노력해야 한다.

②성관계 전에 술을 한두 잔 정도 마시면 아주 좋다. 그러나 그 이상은 절대 금물이다. 두 잔 이상 마실 경우 과음으로 음주 측정에도 걸리듯, 부부 관계 역시 음주 측정에 걸려 낭패를 보는 수가 흔하게 발생한다.

③파트너에 대해 좀 더 깊이 알고 친숙해진 다음 관계를 한다. 충분한 전희를 주고받은 후 여러 체위를 활용해 성관계를 함으로써 흥미를 유발한다. 특히 애무를 하면서 발기를 위한 노력은 하지 말 것이며, 오히려 발기를 원치 않는다는 생각을 갖고 전희를 함으로써 자연스런 발기를 유도한다.

④파트너 모르게 심호흡을 20회 정도 반복하고, 편안한 마음으로 즐겨 부르는

노래를 마음속으로 흥얼거린다. 성기 감각에 대한 생각을 버리고 다른 신체 부위의 감각에 대해 전념하며, 성행위 자체보다도 신체 부분마다 느껴지는 쾌감에 집중한다. 섹스를 의무적인 행위로 생각하지 말고 하나의 오락으로 생각하며 서서히 삽입한다.

⑤파트너와 관계 시 두 눈을 부릅뜨고 파트너의 일거수일투족을 살피며 개선장군처럼 당당히 입성한다. 동양인은 20분을 위해 2분을 투자하고, 서양인은 2분을 위해 20분을 애무 시간에 투자한다.

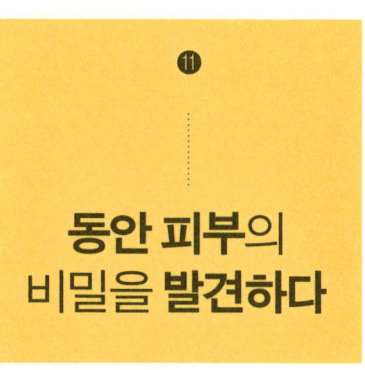

동안 피부의
비밀을 발견하다

여성들은 주름이 단 한 줄만 생겨도 울고, 남자들은 머리카락이 한 가닥만 빠져도 신경을 씁니다. 마음은 언제나 이팔청춘이지만, 워낙 정직한 세월은 건강하고 아름다운 피부를 질투라도 하는 양 가만히 있어도 망가져 가는 것이 자연의 이치입니다. 단지 관심을 가지고 관리한다면 노화를 잠시 늦출 수 있을 뿐입니다. 사실 어리고 탄력 있는 얼굴을 조금이라도 더 길게 유지하고 싶다면 생활 속 습관을 과감히 개선할 필요가 있습니다.

◆ 수분을 채우자.

피부가 건조하고 지치게 되면 쉽게 주름이 생깁니다. 따라서 피부에도 충분한 수분을 공급해 주는 게 필요합니다. 직접적인 수분 공급의 가장 효과적인 방법은 물을 많이 마시는 것이 최선입니다. 물은 생명수입니다. 피부는 하루에 맥주잔으로 물 8컵 이상을 마셔야 각질층의 수분 함유량이 유지됩니다. 그러니 수시로 물을 많이 마시면 피부는 물론 건강관리에도 많은 도움이 됩니다. 그러나 커피나 탄산음료는 체내의 수분을 빼앗기 때문에 다른 성분이 들어가 있지 않은 순수한 물을 마시는 것이 중요합니다. 그리고 수분 함량이 높은 과일과 채소를 섭취하는 것도 도움이 됩니다.

뿐만 아니라 과일과 견과류를 잘 챙겨 먹는 것은 기본이고, 수분 보호막을 만들어 주는 영향크림의 사용도 필요합니다. 그리고 되도록 부드러운 표정을 짓도록 노력합니다. 아름다운 주름이 실제 존재합니다. 항시 웃는 모습으로 살아갑시다.

◆ 충분한 수면을 취하자.

피로가 쌓이면 미세한 혈관까지 혈액 공급이 원활히 되지 못해 피부 노화가 빨라지므로 충분한 수면을 취해야 합니다. 특히 밤 10시부터 다음날 오전 2시까지는 피부가 활력을 찾고, 피부 조직이 재생되는 시간이므로 반드시 잠자리에 드는 습관을 길러야 합니다.

◆ **자외선과 활성산소는 위험해요.**

자외선이 가장 강한 오전 10시에서 오후 2시 사이에는 외출을 되도록 피하고, 외출 시에는 반드시 자외선 차단제를 사용해야 합니다. 자외선은 피부 탄력을 유지하는 섬유소를 급속히 파괴시켜 탄력을 떨어뜨리며, 주름을 만듭니다.

또한 활성산소는 피부를 구성하고 있는 콜라겐을 산화시키거나 DNA를 파괴하면서 노화를 촉진시킵니다. 채소나 과일, 견과류 등의 항산화 물질을 포함하고 있는 음식이 노화 차단에 도움이 됩니다.

◆ **피부는 건강의 거울이다.**

간과 담이 나쁘면 얼굴이 푸른색을 띠고, 심장과 소장에 이상이 있으면 얼굴이 붉어지고, 비장과 위장에 이상이 있으면 누른색을 띠고, 폐와 대장이 나쁘면 얼굴색이 창백하면서 흰색을 띠고, 신장과 방광에 병이 들면 얼굴이 검은색을 띠게 됩니다.

우리 몸에는 장기마다 다른 배설 경로가 있습니다. 기체 형태의 노폐물을 배설하는 폐가 있으며, 액체 형태의 노폐물을 배설하는 신장과 방광이 있으며, 고체의 배설물을 배설하는 대장이 있으며, 기체와 액체 형태의 노폐물을 동시에 배설하는 피부가 있습니다. 피부 나이에 가장 큰 영향을 미치는 요소는 술이나 담배가 아니라, 바로 자외선입니다. 농민들이 도시인들보다 빨리 늙는 이유가 오뉴월 한낮에 땀을 뻘뻘 흘리며 일한 까닭입니다. 물론 담배도 얼굴 노화와 관련이 있지만, 자외선은 상대적으로 짧은 기간에도 불구하고 많은 영향을 미칩니다. 그렇기 때문에 얼굴 관리를 위해서는 자외선에 유념해야 합니다. 물론 적당한 햇빛은 비타민D를 합성해 주고 기분까지 좋게 하지만, 과도한 자외선은 얼굴 노화에 가장 큰 적입니다.

햇빛 아래에서 운동을 한다면, 겨울이라도 자외선에 대한 철저한 대비가 필요합니다. 자외선 차단제는 이젠 사계절용 기초 화장품입니다. 운동 중간에 휴식 시간을 이용해 한 번쯤 덧바르는 수고도 마다하지 않아야 합니다. 얼굴에 그늘을 만드는 챙이 넓은 모자, 햇빛을 반사하는 밝은 색깔의 긴 옷도 필수 아이템입니다. 이렇게 무장을 했다고 하더라도 오전 10시~오후 3시 사이에 실외에서 운동을 하는 것은 되도록 피해야 합니다.

◆ 미지근한 물이 피부 보호의 지름길

빨래가 찬물보다는 따뜻한 물에서 때가 잘 빠지듯, 피부도 그럴 것이라고 생각하면 큰 오산입니다. 뜨거운 물로 세안하면 피부의 수분 증발로 얼굴이 건조해지고, 모공이 넓어져 피부가 처질 수 있습니다. 반드시 미지근한 물에 세안하고, 마지막은 찬물로 헹궈 모공을 좁혀

줘야 합니다.

또 사우나나 찜질방처럼 온도가 높은 곳에 있으면 모공이 확대되면서 피지가 많이 배출됩니다. 따라서 잦은 사우나 출입은 자제해야 하며, 사우나 후에도 찬물로 세안해 모공을 좁혀주는 것을 잊지 말아야 합니다. 아울러 모공 안에 먼지 등이 끼어 있으면 모공이 탄력을 잃을 뿐 아니라 염증도 일어나기 쉽습니다. 땀이 났으면 즉시 씻는 습관을 들여야 합니다.

◆ 손은 항상 청결하게

손에는 일반 세균, 대장균이 많을 수도 있습니다. 깨끗하지 못한 손으로 자꾸 얼굴을 만지는 것은 염증을 부르는 행동입니다. 아무리 깨끗한 손이라도 얼굴에 자주 가져가면 피부에 이상이 생깁니다. 얼굴에 피지가 있다고 손톱으로 짜면 모공이 넓어질 수 있기 때문에 삼가야 합니다. 갈색으로 손톱자국이 남는 건 물론, 모공에 자극을 가하게 되면 모공 벽이 각질 세포로 더욱 두터워집니다. 그러다 보면 여드름이 안 나도 귤껍질처럼 됩니다.

◆ 화장은 반듯이 지우고 자자.

화장을 안 지운 채 자는 것만큼 피부에 나쁜 것은 없습니다. 아무리 피곤하더라도, 술을 많이 먹고 만취 상태에 있더라도, 자기 전에는 반드시 깨끗이 씻고 자는 습관을 길러야 합니다.

◆ 밤새지 말자

밤을 새우면 피부에 악 영향을 줍니다. 피부는 수분과 피부 탄력이 떨어지고, 피지 분비는 더욱 많아지면서 피부 상태가 악화됩니다. 같은 상황이 계속되면 피로로 인해 피부가 부석부석해지므로 회복하기까지 많은 시간이 소요됩니다.

◆ 무리한 다이어트는 피부를 거칠게 하는 일등공신

급한 나머지 하루아침에 날씬한 몸매를 갖기 위해 실천하는 폭풍 다이어트는 변비, 빈혈, 담석증 등을 초래함은 물론, 피부에도 상상을 초월하는 악영향을 주게 됩니다.

신체 중에서 가장 많은 종류의 근육이 모여 있는 곳이 바로 얼굴입니다. 이 표정근을 최대한 움직이고 자극하는 스트레칭을 하면 근육이 발달됩니다. 양 볼을 최대한 부풀렸다 빼기, 양쪽 번갈아 가며 눈을 크게 감았다 뜨기, 입술 양끝 올리기 등으로 얼굴 근육을 자극할수 있습니다. 이 스트레칭은 피부가 화끈거리는 느낌이 날 때까지 천천히 최소한 수회씩 반복합니다.

◆ 스트레스는 만병의 근원

직장인으로써 스트레스를 받지 않는 사람은 아마도 없을 것입니다. 만병의 근원이기도 한 스트레스는 자기 의지와는 전혀 관계없이 다가와 괴롭게 합니다. 스트레스를 많이 받으면 코르티솔이라는 나쁜 호르몬이 발생해 피부의 콜라겐을 파괴합니다. 이를테면 안면홍조, 여드름, 피부 트러블을 생깁니다. 따라서 산책이나 가벼운 노래를 히는 등 나만의 스트레스 헤소 방법을 찾아보는 것도 동안 피부를 유지하는 방법입니다.

윤기 나는
모발관리

매일 아침 머리를 감을 때마다 뭉텅이로 빠지는 머리카락을 보면서, 혹은 날이 갈수록 모발이 가늘어지고 힘이 없어지는 것 같아 한 번 정도 고민해 보지 않는 사람은 없을 것입니다. 탈모 때문에 고민해 본 사람이라면 아마 두피에 좋다는 샴푸도 이것저것 사용해 봤을 테고, 또 모발에 좋다는 영양제도 발라보는 등 온갖 노력을 다 해봤을 것입니다.

보통 사람의 머리카락은 한 달에 0.6~1.2cm씩 자랍니다. 머리카락, 피부 세포, 손톱이 자라는 속도나 건강 상태는 우리의 영양 상태에 따라서 달라집니다. 청결을 유지하고, 건강하게 먹는다면 우리 몸 전체의 세포 역시 건강하고 튼튼하게 자라는 것은 당연합니다.

모발 건강을 위해 머리는 하루에 두 번 감는 것을 생활화합니다. 어쩌면 하루에 두 번 감는다는 생각만 해도 스트레스를 받을 수 있습니다. 하지만 훗날 윤기 나는 모발을 위해서는 이만한 노력쯤은 감수할 각오가 반드시 필요합니다.

하루에 두 번이지만 그렇게 힘든 작업은 결코 아닙니다. 습관만 들이면 무엇이든지 자연스러워집니다. 저녁에는 약산성 천연 샴푸를 사용해 깨끗이 감고, 아침에는 필수적인 세면과 함께 샴푸를 사용하지 않고 그야말로 헹굼을 한다는 생각으로 물로만 씻습니다. 그러면 밤새 흐트러진 머리카락을 정리할 수 있습니다. 아침에는 편하게 물로만 간편하게 씻는 이유 중의 하나는 자외선으로부터 두피 손상을 보호하는 유분을 보호할 수 있어, 일석이조의 효과를 기대할 수 있습니다. 자외선은 모발 손상의 큰 원인 중 하나입니다. 태양광선 앞에 장시간 노출되면 자외선이 모발의 단백질 구조를 파괴하고, 수분을 앗아가기 때문에 탈모에 치명적입니다. 하루에 두 번의 머리를 감는 것이 습관화되었다면, 모발 건강에 이로운 음식을 섭취하는 것도 좋습니다.

◆ 연어 및 고지방 생선

불포화지방산인 오메가3가 풍부한 연어는 잘 알려져 있다시피 피

부뿐만 아니라 모발에도 좋은 식품입니다. 또한 연어는 비타민B-12
와 철분을 다량 함유하고 있으며, 우리 몸의 신진대사를 활발하게 하
고 세포 재생을 돕습니다. 특히 힘없는 머리카락을 튼튼하게 해주는
데 효과적입니다. 이밖에도 연어와 같은 고지방 생선으로는 고등어,
청어, 송어 등이 있습니다.

◆ 건포도

달콤한 건포도에는 철분이 매우 풍부하기 때문에 몸속의 헤모글로
빈을 생성하는 데 도움이 됩니다. 헤모글로빈 수치가 정상이라는 것
은 몸속 세포에 산소가 골고루 잘 퍼져 있다는 것이며, 즉 혈액 순환
이 원활하다는 뜻입니다. 가령 두피에 혈액 순환이 잘 되면 자극이 일
어나 모발 생성이 촉진됩니다. 또한 체내의 철분 흡수를 돕는 비타민
C가 풍부한 오렌지나 딸기와 같은 과일을 함께 섭취하면 좋습니다.

◆ 견과류

땅콩, 호두, 아몬드 등의 견과류에는 셀레늄과 아연이 풍부합니다.
몸에 셀레늄이 부족하면 두피가 건조해지고, 아연이 부족하면 탈모
가 촉진되므로 두 영양소는 두피와 모발 건강에 매우 중요합니다. 또
한 견과류에는 오메가3와 알파 리놀레산이 풍부합니다. 이 둘은 모낭

을 튼튼하게 하고, 머릿결을 탄력 있고 건강하게 가꾸는 데 도움을 줍니다.

보통 흰머리는 나이가 들수록 멜라닌 색소 분비가 적어져 생기는 것이 일반적입니다. 하지만 다른 이유도 있습니다. 갑상선 질환, 당뇨병 등 호르몬계 질환이 대표적입니다. 갑상선 기능 항진증이 생기면 몸에 호르몬이 과다하게 분비됩니다. 이때 오히려 멜라닌을 생성하는 세포의 기능이 떨어져 흰머리가 생길 수 있습니다. 반대로 갑상선 기능 저하증이 생기면 멜라닌을 만들어 내는 호르몬 자체가 줄어 흰머리가 생길 가능성이 더 높아집니다.

당뇨병은 뇌하수체 기능에 이상이 생겨 체내 인슐린 분비량이 제대로 조절되지 않아 생기는 병입니다. 멜라닌 역시 뇌하수체의 영향을 받습니다. 뇌하수체가 망가지는 당뇨병에 걸린 사람은 역시 흰머리가 더 많을 수 있습니다.

스트레스도 흰머리를 늘립니다. 젊은 사람의 머리카락을 뽑아보면 끝은 검은색인데 중간은 흰색이고, 뿌리 쪽은 다시 검은색인 경우가 종종 있습니다. 이는 일시적으로 흰머리가 생겼다가 다시 검게 변했음을 뜻합니다. 스트레스에 따라 일시적으로 머리카락의 색이 변할 수 있는 것입니다. 스트레스는 아드레날린 분비를 촉진시킵니다. 아드레날린은 모근의 혈관을 수축하는 역할을 합니다. 혈관이 수축되면 영양 공급이 안 되고, 멜라닌도 적게 만들어져 검은 머리 대신 흰 머리가 많이 생깁니다. 스트레스를 받는 시기가 지나가면 다시 검은 머리가 나므로 함부로 뽑지 않는 게 좋습니다.

한 모공에서 나는 머리카락은 평생 10~15개 정도입니다. 또 한 머리카락 당 수명은 5~8년 정도입니다. 요즘은 스트레스가 문제지만, 현대인들은 스타일링 제품으로 인해 유전과는 무관하게 모공이 막혀 머리카락이 많이 빠진다고 합니다. 모공에는 3가닥의 머리카락이 나는데, 현미경으로 보면 탈모가 심하거나 진행 중인 사람에게는 아예 머리카락이 하나도 없는 모공들도 많고, 또 모공에 보통 1~2가닥만 있습니다.

혈액 순환과 신진대사를 원활하게 해서 모공을 열어 두어야 합니다. 묵은 찌꺼기를 제거해 탈모를 예방하는 것이 두피 관리를 위한 가장 좋은 방법입니다. 우리가 나이를 먹으면서 머리카락이 가늘어지고, 숱이 줄어드는 게 다 그런 원인 때문입니다. 아무튼 윤기 나는 모발 관리를 위해서는 습관이 중요합니다. 머리숱이 많아 미용실에 가면 늘 숱을 쳐달라고 말했던 사람에게도 탈모는 순간입니다. 무엇이든지 있을 때 잘 해야 합니다. 머리카락이 풍성하고, 윤기 있고, 건강하다면, 더더욱 건강한 사람으로 보일 것입니다. 화장을 아무리 잘 해도 머리카락이 푸석해 보이면 초라해 보이게 마련이니까요.

건강한 모발 관리를 위한 효과적인 방법은?

1.한 달에 한 번 하는 두피 모공 청소

① 머리카락과 두피를 미지근한 물로 충분히 적신다.

② 샴푸를 한 뒤 거품을 충분히 낸 상태로 비닐 팩을 쓴다.

③ 족욕이나 반신욕을 하면서 10여 분 기다리면 비닐 팩 안에 김이 서리면서 모공이 활짝 열린다. 그때 깨끗하게 잘 헹군다. 모공 청소와 동시에 기분이 상쾌하면서 탈모 예방에 많은 도움이 된다.

2. 샴푸는 아침보다는 저녁에

머리 감는 시간도 골든타임이 있다. 헤어스타일보다 탈모가 걱정이라면 머리는 저녁에 감는 것이 좋다. 하루 종일 두피와 모발에 쌓인 먼지와 피지를 자기 전에 제거하는 것이 두피와 모발을 청결히 하는 데 도움이 되기 때문이다. 아침에 머리를 감고 잘 말리지 않은 상태에서 외출할 경우, 차갑고 건조한 바람에 두피와 모발이 더 상할 수 있기 때문에 밤에 머리를 감고 두피까지 충분히 잘 말리고 자는 것이 좋다.

3. 찬바람으로 5분 이상 건조

머리를 감는 것만큼 말리는 것 또한 중요하다. 샴푸 후에는 수건으로 모발의 물기를 닦아내고, 드라이기를 사용해 두피와 모발을 꼼꼼히 말리도록 한다. 머리를 말릴 때는 두피와 모발을 건조하게 하는 뜨거운 바람보다는 찬바람을 사용하는 것이 좋다. 드라이기 바람은 두피와 모발에 직접 닿지 않도록 머리에서 30cm정도 거리를 두고 말리도록 한다.

4. 7시간 이상 충분한 수면

동절기에는 부족한 일조량 때문에 숙면을 유도하는 호르몬인 멜라토닌 분비가 줄어들며 수면 시간이 부족해지기 쉽다. 굳이 겨울철이 아니더라도 야근 등으로 인한 수면 시간 부족은 탈모에 영향을 미칠 수 있다. 머리카락은 부교감 신경의 기능이 활성화되어야 성장이 촉진되는데, 수면 부족으로 인해 부교감 신경의 기능이 떨어지면 모발에 충분한 영양 공급이 되지 않으며 모발 건강 상태도 나빠진다. 하루에 7시간 이상 충분히 숙면을 취하는 것이 탈모 예방에 효과적이다.

5. 두피를 자극하면 발모가 촉진된다?

빗이나 손톱 등으로 두피를 두드릴 경우 약한 두피에 상처가 나 염증이 발생할 수도 있고, 두피를 딱딱하게 만들어 오히려 탈모를 더 악화시킬 수 있다. 두피 마사지는 머리를 감을 때 지문 부분으로 부드럽게 눌러주는 정도면 충분하다.

6. 탈모 전용 샴푸가 도움이 될까?

자신의 두피 상태에 맞는 샴푸를 사용해 두피를 건강하게 관리하는 것이 최선이다 실제 피지 분비에 이상이 생겨 발생하는 지루성 피부염에 의한 탈모의 경우 샴푸만 바꿔도 증상이 완화되는 사례가 종종 있다.

그러나 대부분의 남성 탈모는 유전적 원인으로 발생하는 피부과 질환이며, 기능성 샴푸만으로 탈모 예방 효과를 기대하기에는 미흡하다. 그렇기 때문에 어떤 샴푸를 쓰느냐 보다는 머리를 자주 감고 깨끗이 말려 두피를 청결이 유지하는 게 탈모 치료에 더 중요하다. 겨울철에 머리카락을 잘 말리지 않을 경우, 두피에 각질이나 염증이 발생하기 쉬워 주위가 필요하다.

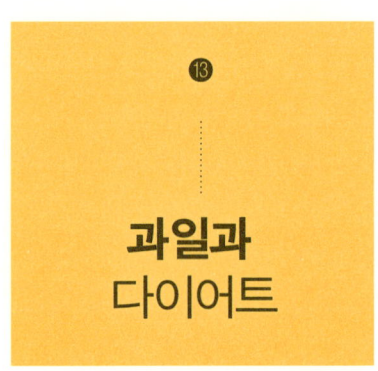

과일과
다이어트

칼로리가 낮은 과일은 무조건 살이 찌지 않는다는 편견은 버려야 합니다. 무심코 먹은 과일 몇 개가 300kcal인 밥 한 공기와 같은 열량을 냅니다. gi 즉, 혈당 지수 수치는 다이어트에서 칼로리보다 중요합니다. gi수치는 탄수화물이 몸 안에서 당으로 바뀌어 핏속으로 들어가는 속도를 나타나는 것으로, 이 속도가 낮을수록 인슐린 분비가 적어 살이 찌지 않는다고 하여 다이어트에 활용되고 있습니다.

몸속에 있는 일종의 호르몬인 인슐린이 혈당을 낮추는 역할도 하지만 지방을 축척시키는 작용도 합니다. 그러므로 인슐린이 많이 분비될수록 지방에 축척이 많아집니다. 과일의 효율적인 다이어트를 위해서는 제대로 먹는 방법이 중요합니다. 과일은 되도록 아침에 먹고 밤에는 먹지 않습니다. 과일의 비타민이 활성화되는 데 보통 3~4시간 걸리기 때문에 오전 중으로 먹어야 오후에 효과를 볼 수 있습니다. 게다가 당도가 높은 과일은 밤에 먹으면 살이 찝니다. 또한 과일은 식후 디저트로 먹지 말고, 식사와 식사 사이 공복감을 느낄 때 먹습니다. 식후에 바로 먹으면 밥과 함께 혈당 지수를 높여 지방으로 쉽게 전환됩니다.

특히 포도는 작은 송이 한 개가 140칼로리나 되므로 과일 중에서는 칼로리가 높은 편입니다. 또 거봉은 일반 포도 칼로리의 3배, 바나나 1개는 100칼로리로 당뇨 환자들이 혈당 수치를 높이기 위해 애용할 정도로 gi수치가 높습니다. 수박은 설탕수박이라는 말이 사실일 만큼 당도가 높습니다. 게다가 흡수가 빨라서 많이 먹어도 금방 허기지기 때문에 식사 대용으로는 좋지 않습니다. 참외는 칼로리는 높지 않지만 gi수치가 높기 때문에 적당히 먹습니다. 귤은 중간 크기 한 개가 62칼로리로 오이 큰 것 3개에 버금갑니다. gi수치도 높아 쉽게 살이 찝니다. 반면 푸른 사과는 중간 크기 하나가 120칼로리, 특히 푸른 사과는 당도가 낮아 다이어트에 좋습니다. 아침에 먹는 사과는 위액 분비를 촉진해 소화를 돕고 밤에 먹으면 위액을 독한 산성으로 만들어 속을 쓰리게 합니다. 이 외에 키위, 배, 감, 토마토는 칼로리도 적고 gi수치도 낮아 많이 먹을수록 좋습니다.

비만탈출에 좋은 7가지 음식들

복부 비만의 상징인 뱃살은 보기에도 안 좋을 뿐만 아니라 건강에도 적신호다. 한때 이런 뱃살을 집중 공략하는 뱃살 다이어트가 유행하기도 했다. 이런 뱃살 다이어트의 중요한 요소 중 하나가 단일 불포화지방산이 들어 있는 음식을 먹는 것이다. 단일 불포화지방산은 몸에 이로운 고밀도 콜레스테롤(HDL)을 높이고, 혈관 벽을 깨끗하게 청소해 주는 역할을 한다. 미국의 건강 정보잡지 '프리벤션' 이 단일 불포화지방산이 풍부해 뱃살을 빼는 데 도움을 주는 음식 7가지를 소개했다.

1. 아몬드 = 아몬드에 풍부한 비타민E와 단일 불포화지방산은 몸에 나쁜 저밀도 콜레스테롤(LDL)을 감소시킨다. 아몬드에는 식물성 단백질과 섬유질이 많이 들어 있다. 특히 견과류에는 지방 성분이 있어서 많이 먹으면 살이 찐다고 알려져 있지만, 아몬드의 지방은 몸속 에너지 소비를 촉진시키는 불포화지방이고, 섬유질이 많아 살을 빼는 데 도움이 된다.
2. 호두 = 오메가-3 지방산이 풍부하다. 심장을 보호하고 두뇌 발달에도 도움을 준다.
3. 땅콩버터 = 항산화 물질인 비타민E, 뼈를 구성하는 마그네슘, 근육과 신경의 기능에 중요한 칼륨, 면역강화 작용을 하는 비타민B6 등이 많이 들어 있어 뱃살을 줄이는 데 도움이 될 뿐만 아니라 심장병 예방에도 좋다.
4. 올리브유 = 오메가-3 지방산이 들어 있어 염증 반응을 줄이고 심장병이나

암, 알츠하이머 병에 좋다. 저밀도 콜레스테롤 수치를 낮추는 기능이 있다.

5. 피스타치오 = 루테인, 제아잔틴 같은 카로테노이드 색소 성분이 많이 들어 있다. 카로테노이드는 특히 눈의 건강에 도움이 되고 나이가 들면서 생기는 검버섯을 예방하는 데 도움이 된다.

6. 해바라기 씨 = 섬유질이 많아 시장기를 금세 없앨 수 있다. 비타민B가 많이 들어 있어 염증을 가라앉히는 데 좋다. 항산화 물질인 비타민E도 풍부하다.

7. 아보카도 = 심장을 강하게 만드는 열매다. 비타민B가 많고 당분 함량은 1% 이하로 낮아 당뇨병 환자들에게 좋은 음식으로 주목 받고 있다. 아보카도에는 콜레스테롤을 분해하는 역할을 하는 베타시토스테롤이 다른 과일보다 더 많이 함유되어 있다.

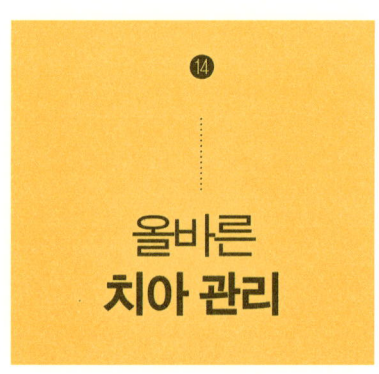

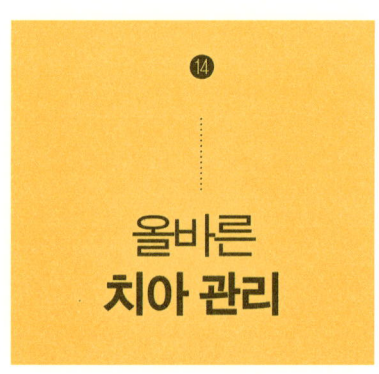

올바른
치아 관리

무척 망설여지면서 정말 가기 싫은 곳 중에 치과 병원도 한몫을 할 것 같습니다. 하지만 가지 않고는 해결 방법이 없으니 울며 겨자 먹기 식으로 갑니다. 치과에 가지 않기 위해서 나름대로 치아 건강법을 터득해 관리를 해보지만, 노화와 잘못 알고 있는 건강 습관으로 치아가 불편하면 불가피하게 찾아가야 합니다.

◆ 양치질, 제대로 알고 하자.

간식으로는 단 것보다는 과일을 먹습니다. 건강한 치아를 위해서 귀가 따갑게 들어왔던 올바른 생활규칙들입니다. 또한 과일차 대신 홍차나 녹차를 마십니다. 홍차에 함유된 성분은 프라그를 생성하는 입 안 세균을 파괴하기 때문에 프라그 예방에 좋습니다. 또 매일 녹차를 1~2잔 마시면 충치 발생 확률이 낮아집니다.

　그러나 간식으로 단 것 대신 과일이나 땅콩 등 건강 식품을 먹는다고 해도 안심은 금물입니다. 조금씩 자주 먹을 경우 치아가 손실되기는 마찬가지입니다. 따라서 하루 종일 탄산음료를 홀짝거리거나, 간식을 입에 대고 있을 경우, 입 안에 산성 성분이 계속 남아서 치아를 공격하게 됩니다. 하루에 세끼를 꼭 챙겨 먹되 간식은 피하는 것이 좋습니다. 굳이 먹어야겠다면 천천히 오랜 시간 먹지 말고 한 번에 다 먹도록 합니다. 이렇게 해야 침으로 입 속의 산을 한 번에 중화시킬 수 있습니다. 그리고 간식을 먹은 다음에는 물로 입 안을 헹궈 내거나 무설탕 껌을 씹어서 침 분비를 촉진시킵니다.

　수영을 자주하는 사람들 역시 건강에 유의해야 합니다. 이유는 바로 수영장 물의 염소 성분 때문입니다. PH농도의 변화로 인해 물이 산성화되어 있기 때문에 수영장 물에 치아가 닿으면 치아가 누렇게 변색될 위험이 높습니다. 따라서 수영을 마친 직후 바로 이를 닦는 것은 좋지 않습니다. 이때는 산으로 인해 치아의 표면이 약해져 있어 평소보다 법랑질이 더 쉽게 벗겨질 수 있습니다.

　또한 초콜릿과 같은 단 것을 먹은 후 즉시 이를 닦는 것은 좋은 습관이 아닙니다. 이때는 입 안이 산성화되어 있기 때문에 오히려 치아의 겉 표면이 약해져 있습니다. 따라서 바로 이를 닦으면 오히려 치아가 부식될 위험이 높습니다. 단 것을 먹은 경우에는 30분 후에 이를 닦는 것이 좋습니다.

많은 사람이 하루에 네 번 정도 이를 닦는 것이 바람직하다고 생각합니다. 그러나 과도한 칫솔질은 오히려 치아를 부식시키거나 잇몸을 깎아내리기 때문에 과도한 칫솔질은 피하고, 이를 닦을 때는 칫솔을 45도 각도로 비스듬히 기울여서 부드럽게 돌려가면서 닦습니다.

◆ 하루에 한 번은 부드러운 천일염으로 양치하자.

부드러운 천일염으로 양치하는 사람은 충치가 거의 발생하지 않으며, 매일같이 자연 소독이 되므로 감기 예방은 물론 호흡기 질환을 예방할 수 있습니다. 우리가 잘 모르는 사실이지만 치약에는 합성세제 성분이 들어 있어 치약을 오래 사용하면 구강에 해롭고, 더 나아가 환경도 오염시키게 되므로 현재 시판되는 치약들은 근본적으로 개선되어야 합니다. 건강하고 튼튼한 치아를 위해서 하루 1번 또는 한 달에 1주일 정도는 부드러운 천일염으로 양치함으로써 훗날 지긋지긋한 충치나 풍치로 인한 고통을 줄일 수 있습니다.

◆ 칫솔은 제때 바꿔주자.

칫솔은 현대인의 필수 생활용품이자 구강 건강을 위해 없어서는 안 될 제품입니다. 특히 칫솔은 치아뿐 아니라 잇몸을 마사지해 잇몸 질환을 예방하는 데 꼭 필요합니다. 그렇기 때문에 칫솔 교체도 중요합니다. 칫솔모가 너무 벌어지거나 닳아 있으면 이가 잘 닦이지 않으므로 충치나 잇몸병의 원인이 될 수 있습니다. 또 휘어진 칫솔모는 잇몸을 자극해서 염증을 일으키기도 합니다. 따라서 최소한 2개월에 한 번씩 칫솔을 바꿔주는 게 좋습니다. 왜냐하면 코팅이 닳아 버리면 시간만 낭비할 뿐, 이빨이 잘 닦이지 않습니다. 특히, 치약을 칫솔에 묻힌 후 물을 묻히면 안 됩니다. 치약에는 연마제라는 성분이 포함되어 있어, 이 연마제에 물이 닿을 경우 치약이 희석되어 미백 효과를 반감시킵니다. 양치질은 종전 333에서 3334로 바뀌었습니다. 식사 후 3분 후에, 양치 시간은 3분, 아침 · 점심 · 저녁으로 3회, 그리고 물은 큰 컵으로 3컵 정도 준비해 깨끗이 헹궈야 합니다.

◆ **치약은 치아의 약이 아닙니다.**

치약 속에는 치아를 깨끗하게 씻기 위해서 석유계 황화학 물질인 계면활성제가 다량 함유되어 있습니다. 헹굼 시 계면활성제를 조금이라도 남기지 않으려면 평균 수십 회 이상 물로 입 안을 깨끗이 헹궈야 건강관리를 제대로 하는 것입니다. 마지막으로 충치 예방을 위해 천일염을 녹인 소금물로 마감을 한다면 더욱 좋습니다.

또한 규정이 중요하듯 양치 순서도 중요합니다. 세상 이치가 다 그러하듯 과하면 부족함보다 못하므로, 너무 무리한 양치질은 피하면서 순서를 지킨다면 금상첨화입니다. **어금니 - 바깥쪽 치아 - 안쪽 치아 - 씹는 치아의 면-혓바닥** 순입니다. 양치 컵은 개인 컵으로 준비하고, 칫솔은 2개월마다 교환한다면 매번 개운한 양치를 할 수 있습니다.

◆ 지독한 입 냄새 줄이기

한국 사람들이 김치 냄새에 무디고, 서구인들이 자신들의 노린내에 무디듯 어느 시대에나 일반적인 냄새는 동시대 사람들끼리는 이해하고 넘어가지만 지독한 입 냄새는 예외입니다. 입 냄새의 50% ~ 90%는 입 안 환경이 원인이며 나머지는 만성 질환이 원인입니다.

음식물 썩는 냄새 : 위염, 위궤양, 위하수 등을 의심
시큼한 과일 냄새 : 당뇨병 의심
홍어, 비린내, 암모니아 냄새 : 신장 질환, 요독증 의심
달걀 썩은 냄새 : 간질환 의심

깔끔한 외모에 세련된 매너를 갖추어도 '구취' 가 심하면 비호감은 물론 기피대상입니다. 따라서 잇몸에 피가 나도록 1일 3회 이상 부지

런히 양치질을 해도 구취가 나는 사람은 '구취'의 근본 원인이 다른 곳에 있을 수 있습니다. 평소 다량의 약을 복용할 경우 구취가 심해질 수 있습니다. 약 자체의 문제라기보다는 복용 후 부작용으로 구강이 건조해지는 경우가 많습니다.

이는 밤새 수면 중 구강이 건조해져 아침에 구취가 심한 것과 같은 맥락입니다. 또 코가 아닌 입으로만 호흡을 하는 사람들은 구취가 심해지기 쉽습니다.

입 속 침은 구강을 항상 촉촉하게 유지시켜주고 구취를 예방하는 역할을 함께 합니다. 그런데 주로 입으로 호흡할 경우 침이 마르기 쉽고, 입 안이 건조해져서 구취가 심해지게 됩니다.

암과 같은 질병이 구취의 원인일 수도 있는데, 암 중 특정한 종류는 위산을 지속적으로 환류시키기 때문에 이를 통해 구취가 발생할 수 있습니다. 아무튼 치아를 보호하는 일은 일찍 시작할수록 좋습니다. 아기에게 주스나 우유가 든 젖병을 물린 채 잠들게 하면 이를 썩게 만듭니다. 또 이를 갈게 되면 이가 조금씩 마모됩니다.

스트레스와 잠자는 습관이 이갈기의 원인입니다. 그래서 마우스가드를 끼고 자는 것도 이갈기를 방지하는 한 방법입니다.

혈기 왕성한 힘을 믿고 이로 병뚜껑을 따거나, 못을 뽑는 등의 무지한 행위는 40대 이후 이를 부서지게 하거나 빠지게 하는 원인이 됩니다. 또한 담배의 나쁜 성분은 이를 착색시키고, 잇몸병을 유발합니다. 게다가 담배는 구강암과 설암 등을 일으키기도 합니다.

제**4**장

자연은 신이 선물한 명약이다

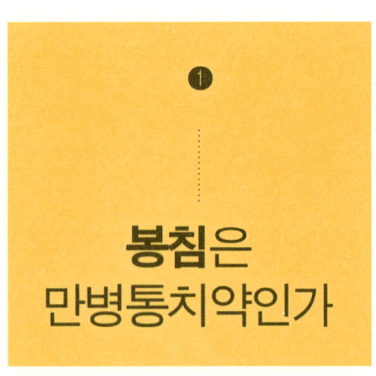

봉침은
만병통치약인가

한적한 산골마을에 얼마 되지 않는 밭을 일구어 농사를 지으며 소박하게 삶을 살아가는 중년 부부가 있었습니다. 이 부부는 일심동체라는 말을 실천에 옮기기라도 하듯 온종일 따가운 햇살도 아랑곳하지 않고 구슬땀을 흘리며 보리 베기에 여념이 없습니다.

오뉴월에는 부지깽이도 움직인다는 속담이 있을 정도로 농촌 들녘은 적기 영농을 위해 한사람의 일손이라도 아쉬운 아주 바쁜 시기입니다.

어느 날 남편이 보리를 베다 말고 갑자기 배를 움켜잡고, 얼굴을 찡그리며, 엉거주춤한 걸음으로 급히 배설할 장소를 물색하고 있습니다. 아마도 아침에 급히 먹은 감자밥에 체한 모양입니다. 배는 아파오고, 금방이라도 설사는 할 것 같고, 배설할 마땅한 장소는 보이지 않는 게 그야말로 진퇴양난입니다.

다행히도 수확을 앞둔 유월의 보리밭은 성인일지라도 얼마간의 거리를 두면 쌍방이 보이지 않습니다. 농부는 가까스로 보리밭 가장자리에 배설할 위치를 정해 대변 자세를 잡는가 싶더니, 이내 시원하게 배설을 시작합니다. 그런데 엉겁결에 선택한 장소가 불행인지, 다행인지 모르지만 독하기로 명성을 떨치고 있는 땅벌 집 위라는 것을 알기까지는 그리 오랜 시간이 걸리지 않았습니다.

배설의 시원함을 느끼는 순간, 살을 파고드는 심한 통증이 남자의 성기를 비롯한 여러 곳에서 일어나고 있음을 직감하면서 서둘러 일처리를 끝냅니다. 다행히 땅벌 집 입구를 배설물로 막았기 때문에, 미리 나와 집을 지키는 몇 마리의 초병들에게 쏘인 것이 그나마 피해를 줄일 수가 있었습니다. 만약에 땅속에 머무르고 있는 벌떼까지 합세해 총 공격을 했다면 농부의 생명마저 위험할 수도 있는 절대 절명의 순간이었습니다.

벌침이 모든 질병에 탁월한 효능이 있는 것은 사실이지만 벌침에 면역력이 없는 사람이 한 번에 과도하게 벌침에 쏘일 경우 봉독 쇼크, 알레르기 반응 등 이상 과민반응을 일으켜 생명에 위협을 줄 수도 있습니다. 좋은 것일수록 적당하게 선용하는 지혜가 필요합니다.

부지런한 농부에게는 오뉴월의 긴긴 하루도 짧게 느껴집니다. 환부가 부어오르고, 가렵지만 일에 열중하다 보니 조금 전 불편했던 일들은 모두 잊어버리고 일에 집중하게 됩니다. 어느 덧 땅거미가 짙게 깔리고 어둠이 찾아오면서 농부는 일을 멈추고 하루의 피로를 풀기 위해 가벼운 마음으로 귀가합니다.

집에 도착한 아내는 씻는 둥 마는 둥 하면서 저녁 식사 준비를 하느라 분주합니다. 바쁘게 준비한 저녁밥을 먹으면서 문득 아내의 얼굴을 보니, 평소에 느껴보지 못한 야릇한 사랑스러운 감정이 솟아나기 시작합니다. 중요 부분이 갑자기 뜨거워지면서 불룩 치솟는 것입니다. 당연히 낮에 쏘인 봉독의 영향입니다 급히 밥상을 무르고 피곤해 하는 아내의 만류에도 불구하고, 농부는 땀에 흠뻑 젖은 적삼을 벗기기 시작합니다.

바쁜 농사일로 한동안 뜸했던 부부관계가 땅벌 덕분에 신혼의 기분으로 돌아간 중년 부부는 시간가는 줄도 모르고 서로의 육체를 탐하기 시작합니다. 벌에 쏘여 적당히 부은 성기와 강해진 정력은 40대 중반의 여인을 즐겁게 하는 데는 부족함이 없습니다. 부인은 예전에 느껴보지 못한 야릇한 희열과 감동에 그만 몸을 부르르 떨었으며, 그토록 천덕꾸러기인 남편이 오늘따라 위대하고 자랑스러워 보이기까지 합니다.

아침에 일어나 보니 아내의 얼굴이 어느 때보다도 희색이 만연했으며, 아침 밥상 역시 다른 때와는 비교할 수도 없을 정도로 푸짐한 진수성찬이 차려졌습니다. 근래에 보기 드문 푸짐한 밥상에 앉아 기분 좋게 식사를 마치고, 부부는 서로의 얼굴을 쳐다보면서 야릇한 미소를 띠웁니다. 그동안 바쁜 농사일로 서운했던 부부관계가 하룻밤 열정으로 다시 신혼의 기분이 된 것입니다. 하룻밤 연정이 만리장성을 쌓는다는 말을 실감이라도 하듯, 부부는 흐뭇한 감정을 숨길 수가 없습니다.

아내는 남편 몰래 고사 상을 차려 땅벌에게 공양하면서, '둘레는 그만하면 되었고, 기럭지만 조금 더 길게 해 주시면 여한이 없겠습니다.' 하고 소원을 말하며 큰절까지 했다고 합니다.

이처럼 봉침은 만병통치약이라고 해도 지나친 표현이 아닙니다.

1. 영양분이 가득한 벌과 꿀의 세계

1. 벌꿀 : 벌꿀의 주성분은 포도당과 과당이다. 에너지로 흡수되며, 별도의 분해 과정이나 다른 영양소의 도움이 필요 없이 즉각적이고도 효율적인 에너지 공급원으로서의 역할을 한다. 섭취 이전에는 산성 상태지만, 일단 인체에 흡수되면 강알칼리성으로 변하는 것이 특징이다.

2. 로열젤리 : 여왕벌이 산란한 유정란은 6일간 먹이를 먹으면서 자라는데, 초기 3일 간은 모두 로열젤리를 먹는다. 4일째부터는 여왕봉으로 키울 유정란만 로열젤리를 먹게 하고, 나머지 유정란에게는 꿀과 화분만을 먹인다. 이 유정란들이 일벌이 된다. 단 3일 간 양식의 차이에 따라 한 부류는 몸집이 작고 45일밖에 살지 못하는 일벌이 된다. 또 다른 부류는 일벌에 비해 30배 이상 오래 살며, 몸집도 2배 이상 크며, 일생 동안 200만 개의 산란 능력을 갖는 경이적인 생명력을 갖춘 여왕벌이 되는 것이다.

3. 프로폴리스 : 벌통의 틈새에서 자란 식물에서 채취한 나뭇진과 같은 물질에 꿀벌의 타액과 효소 등을 혼합해 만든 물질이다. 벌들은 이것을 발라 병균이나 바이러스를 예방하고, 말벌이나 쥐 같은 천적들을 방어하고, 유충의 산란과 성장 그리고 식량인 꿀이 숙성되고 보관하기에 적절한 위생 상태를 유지한다. 프로폴리스는 암, 당뇨, 염증 등 각종 질병에 대한 개별적인 효능도 뛰어나지만 무엇보다 인체의 고유 기능과 밸런스를 정상적으로 복원시켜 준다. 인체 스스

로 건강한 상태를 유지하고, 질병에 저항하며, 질병을 치유할 수 있는 능력을 키워 준다는 의미가 있다.

4. 화분 : 벌들이 벌통을 출입하면서 남긴 좋은 물질(날개에 묻은 꽃가루, 수액 등)을 모아 가공한 것이다. 이것은 꿀과 함께 꿀벌들의 주식이다. 또한 로열젤리, 봉독 효소 등 벌의 체내에서 분비되는 신비로운 물질들의 원료이며, 영양분 덩어리다.

5. 봉아 : 벌의 유충, 즉 성충이 되기 직전의 수벌이다.

2.봉침의 효능과 시술법

1. 봉침의 효능

봉침이란 꿀벌의 침액을 인체에 주입해 각종 질병을 치료하는 방법이다. 침(자극)+뜸(온열)+진통+용혈+살균(페니실린 효과의 700~1000배)+고단백 공급 효과 등 뛰어난 치료 효과가 함께 작용하기 때문에 질병 치료에 용이하다.

경혈이나 환부에 자극을 주는 것은 침과 같은 작용을 하고, 침을 맞은 부위가 뜨거워지는 것은 뜸과 같은 작용이다. 또 페니실린 효과의 1000배에 상응하는 살균 효과가 있어 소염, 진통, 진정, 살균작용을 하는 것은 약과 같은 효능으로 여러 가지 효과가 동시에 복합적으로 작용함으로 효능이 탁월하다.

벌침의 독액은 인체에 들어가면 혈관이나 근육을 통해서 혈의 질을 효과적으로 개선하고, 근육 조직을 회생시키기 때문에 체질이 개선된다.

2. 봉침 시술법

처음 시침은 2마리 이하로 발침해 시술하고, 이틀 간격으로 4마리, 6마리 순으로 늘려서 시술한다. 이는 벌독에 대한 면역성을 점차적으로 높임으로써 안전한 시술을 유도하고, 치료 효과도 높여 준다. 만약 벌독에 면력성이 없는 환자에게 욕심이 생겨 벌독을 다량 주입 시 위험할 수도 있으므로 특별한 주의가 필요하다.

①직자 : 벌을 산채로 잡아, 환부 또는 치료점에 직접 쏘이게 하는 방법이다.

②발침자 : 벌의 몸에서 핀셋으로 침을 뽑아서 시술하는 방법이다.

③봉침 요법의 치료점 :

봉침 시술은 아픈 부위에 자침하더라도 70% 이상 효과가 있으므로 몇 가지 사항만 주의하면 초보자들도 안심하고 시술할 수가 있다.

- 아시혈 : 직접 아픈 부위

- 경락 : 기(氣)가 다니는 길

3. 봉침 시술 시 주의 사항

①처음 시술 환자는 우선 체질 판단을 해야 한다

②심포경의 중요 혈인 내관(손목에서 5cm쯤 중앙 지점)에 자침(남자는 왼손, 여자는 오른손)한다.

자침 부위가 빨갛게 부어오르면 정상이고, 불규칙적으로 붓고 자반 현상이 일어나면 비정상이다. 비정상은 당연히 시술을 삼가야 하지만, 비정상인은 특별한 경우를 제외하고는 거의 없다.

4. 봉침 치료에 극히 조심해야 할 사람

①극도로 피곤한 사람

②수면이 부족한 사람

③목욕 직후

④음주직후

⑤생리 중인 여자

⑥간 및 심장 질환이 있는 환자

5. 응급 처치

과욕을 부리지 않고 규정대로 시침한다면 의료사고는 거의 없다. 그러나 주의
사항을 모르고 시침했거나, 어떤 실수로 시술 후 환자의 얼굴에 붉은 반점이 일
어나면서 이상 현상이 발생할 수 있다. 이때 당황하지 말고 환자를 바르게 눕히
고, 열 손가락과 열 발가락을 사혈침으로 사혈하고, 허리띠를 풀고, 편안하게
쉬게 한다.

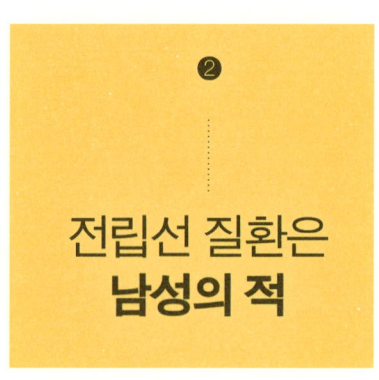

전립선 질환은
남성의 적

전립선 질환은 40세 이상의 남자들에게 나타나는 매우 흔한 비뇨기 질환의 하나로서 치료가 잘 되지 않는 질환에 속합니다. 이는 급성을 앓은 후에 올 수도 있고, 노화 · 성병 · 편도선염 · 충치 · 중이염 등의 후유증으로 오는 경우도 있으며, 대체적으로 환자가 모르는 사이에 매우 느리게 진행됩니다. 특히 이 질병이 진행되면 성신경 쇠약증이 나타나 성욕이 나빠지고, 발기가 약하며, 두통을 호소하는 경우도 생깁니다.

전립선 질환은 난치병으로서 치료가 쉽지 않으나, 벌침으로 다스리면 좋은 효과를 기대할 수 있습니다. 벌침은 침, 뜸, 진통 효과, 고단백 공급 효과, 혈행 개선 등 질환 치료에 필요한 성분과 작용이 복합적으로 나타나기 때문에 치료 효과가 빠르고 탁월합니다. 특히 벌침은 페니실린의 1천 배에 상응하는 탁월한 자연산 살균 효과 덕분으로 장기간 맞아도 부작용이 없는 효율적인 치료 방법입니다.

55세 직장인 이씨는 언제부터인가 소변을 보면 오줌 줄기가 가늘어지고, 소변을 봐도 시원하지 않고, 계속 소변이 나올 것 같은 증세를 보입니다. 급기아 반중에도 자주 오줌이 마려워서 밤잠을 설치게 됩니다. 그러다 보니 항상 피로해져서 직장 생활에도 지장이 있을 만큼 심각한 지경에 이르렀습니다.

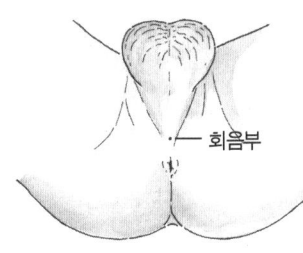

회음부

◆ **첫날**

* 준비물 : 벌(양봉) → 인터넷, 벌침용 핀셋 → 의료기기, 프로폴리스 → 약국

①먼저 프로폴리스를 생수(지하수) 200cc (맥주잔으로 한 잔)에 한 티스푼을 넣어 잘 젖는다. 이것을 1일 1~2회 복용한다.

②벌 1마리에서 핀셋으로 발침하여 왼손의 내관혈에 일침해 테스트한다.

③과욕은 절대 금물 (매회 마리수를 늘려 나간다)이다.

- 정상 : 시침 자리에만 붉은 반점이 생긴다.

- 비정상(시술 불가) : 시침 자리 외에도 이상한 반점이 넓게 발생한다.

④다른 벌 1마리로 회음혈에 일침한 후, 10분 정도 안정시킨다.

◆ **둘째 날(2일 후)**

①프로폴리스를 먹고 있는지 확인한다.

②벌 3마리에서 각각 발침하여 중완, 관원, 회음혈에 각각 일침한다.

◆ **셋째 날(4일 후)**

벌 4마리에서 각각 발침하여 중완, 천추, 관원, 회음혈에 각각 일침한다.

◆ **넷째 날(6일 후) 이후**

완치 시까지 셋째 날과 동일하게 2일 간격으로 계속 시침한다.

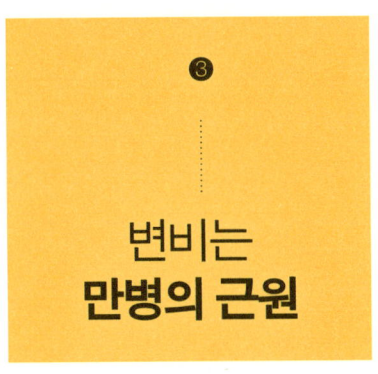

3

변비는
만병의 근원

변비는 딱딱한 변을 보거나 변이 굳어서 대변을 보기가 힘들어 고통을 느끼는 질병입니다. 대체로 3일이 지나도 대변이 나오지 않거나, 1분 이상 힘을 주어야만 배변이 되는 경우를 변비라고 합니다.

변비는 배변으로 인한 고통도 괴롭지만 기질적인 이상도 있습니다. 입 냄새, 기미, 주근깨, 두통, 복통, 요통 등 많은 합병증을 유발하므로 가능한 한 빨리 치료해야 합니다. 변비는 선천적인 이상, 육류의 과다 섭취, 섬유소가 적은 식습관, 과음, 노화, 원기 부족, 산후 출혈, 약물 남용, 스트레스 등 여러 원인이 있습니다. 이러한 변비 치료는 벌침을 이용하면서 잘못된 배변 습관과 불규칙한 식사 습관을 바로 잡으면 효과가 탁월합니다.

한 이웃집 아줌마는 지금까지 양약에 의존하며 물리적으로 배변을 했지만, 이제는 만성이 되어 약으로도 별로 신통치 않습니다. 1주일이 지나도 화장실에 갈수가 없다며 하소연하는 이웃집 아줌마에게 벌침 시술을 권했습니다.

◆ **치료 시작 1일차(1마리 사용)**

① 벌침 시술 시 이상 반응 테스트 : 내관혈(남자는 왼손, 여자는 오른손)에 벌침을 핀셋으로 발침하여 시침한 후 이상 반응 확인(발침 → 핀셋으로 벌침을 빼서)한다.

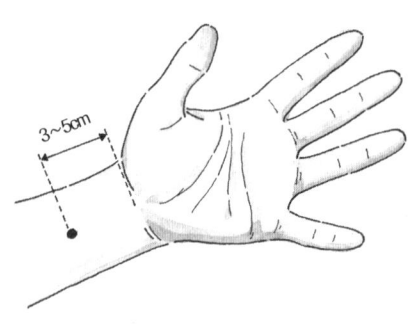

3~5cm

- 정상 : 시침 자리에만 붉은 반점이 생긴다.

- 비정상(시술 불가) : 시침 자리 외에도 이상한 반점이 넓게 발생한다.

② 양손 합곡혈에 일침

③ 생활습관 개선

- 하루 3끼는 소식 위주(편식은 절대 금지)로 꼭 챙겨먹는다.

- 1일2회 조석으로 1회10분정도 모관운동을 한다.

④ 과욕은 금물(매 회 마리 수를 늘려나간다)이다.

◆ 치료 시작 2일차(2마리 사용)

① 배꼽 양 옆 4cm 부근 천추혈에 핀셋으로 발침하여 각각 일침한다.

② 천추혈에서 4cm 수직으로 내려온 지점 대거혈에 각각 일침한다.

③ 프로폴리스 음용 : 부작용 줄이고, 치료 효과가 상승된다. 한 티스푼을 종이컵의 미지근한 물에 넣고 잘 저어 1일 1-2회 음용한다.

◆ 치료 시작 3일차(3마리 사용)

① 2마리는 2일자와 동일하게 시침, 추가로 중완 및 좌우 합곡혈에 각각 일침한다.

◆ 치료 시작 4일차(4마리 사용)

① 3마리는 3일차와 같이 시침, 추가로 전중혈과 좌우 기문혈에 일침한다.

◆ 치료 시작 5일차(6마리 사용)

① 4마리는 4일차와 같이 시침, 추가로 좌우 장문혈에 일침한다.

◆ 치료 시작 6일차(8마리 사용)

완치 시까지 계속 2일 간격으로 같은 부위에 반복 시침한다. 과욕은 절대 금물이다.

편도선염과의 전쟁

편도선은 입으로 출입하는 세균과 바이러스를 통제하는 역할을 하므로 우리 인체에 있어서 소중하고도 중요한 면역기관입니다. 이러한 편도선에 관한 관리가 허술하면 바로 편도선염에 걸리고는 합니다.

편도선염은 감기몸살 등으로 육신이 비정상적일 때 찾아오는 달갑지 않은 불청객입니다. 초기 증상으로는 감기몸살이 나타나며 고열을 동반하고, 코가 막히며 목 안의 편도가 벌겋게 부어올라 목구멍이 막혀 음식을 넘기기 어렵게 되며, 급기야 기도와 식도가 거의 막혀 숨 쉬기조차 힘들게 되고, 재발이 잦은 것이 특징입니다. 코로 숨 쉬는 것이 얼마나 편하고 쉬운지 코에 대하여 고마움을 알게 하는 불편한 시간이기도 합니다. 코가 막혀 코로 숨 쉬는 것이 불가능해지면 부득

불 입으로 숨을 쉬어야하는데, 구강에는 코에 있는 특수한 정화기능이 없어 입으로 숨 쉬는 시간이 길어질수록 입 안이 건조되어 입술이 트고 마르면서 호흡하는데 어려움이 점점 가중되어 갑니다. 입으로 호흡하다보니 입 안은 자연스레 바싹바싹 타들어 가고 만사가 귀찮아지며 정신마저 혼미할 때도 있습니다.

한때 현대의학은 편도가 필요 없는 기관이라 해서 가감 없이 제거수술이 유행처럼 번졌으나, 우리 인체에 꼭 필요한 면역기관임을 뒤늦게 알고 지금은 수술 치료법을 중단한 지 오래됩니다. 군부대의 위병소처럼 중요한 기능을 하던 면역기관을 제거해 버리면 입으로 들어오는 각종 세균과 바이러스는 무엇으로 막아야 하는지 궁금증을 자아내게 했던 것입니다. 이처럼 곪고 염증이 심하면 수술로 해결하는 것이 현대의학의 장점이자 또한 맹점입니다. 태초에 조물주가 수술할 정도로 불필요한 기관은 아예 만들지 않았다는 사실을 명심해야 합니다.

편도선염이 한 번 발병해 자연 치유되기까지는 빨라야 10~15일 정도의 긴 시간이 필요합니다. 자연요법으로 완치한 지금도 편도선염으로 어린 시절을 떠올리면 기도와 식도가 함께 막혀 숨 쉬기가 곤란해 헉헉대던 순간을 가끔 상상하기도 합니다. 가쁜 숨을 몰아쉬고, 목구멍은 시리고 따갑고, 이로 인해 물 한 모금 넘기기에도 어려운 상황이라 누군가 말 한마디라도 시키면 어떻게 할까, 하고 노심초사하면서 자연적으로 치유될 때까지 참아야만 했습니다.

중학교 2학년 학기말고사가 끝나고 신나는 겨울방학을 며칠 앞둔 어느 날. 시험을 준비하느라 추운 방에서 밤새 공부한 탓인지, 피로가 쌓여 초대하지 않은 불청객을 불러들이는 원인이 되었습니다.

그 시절, 난방이라야 고작 재래식 아궁이에 짚과 장작으로 불을 지펴 온돌방을 잠깐 데우는 것이었습니다. 초저녁에 잠을 청할 때는 나름대로 온기가 있지만 새벽에는 온돌이 완전히 식기 때문에 맹추위에 덜덜 떨며 잠을 자야 했습니다. 그러다 이른 새벽 잠깐 눈을 붙이고 일어나 보니 코가 맹맹하며, 온몸이 떨리고, 욱신욱신 아픈 것이 영락없이 감기몸살이 시작된 것입니다. 물론 감기몸살을 동반한 편도선염으로 목구멍은 벌써부터 벌겋게 부어올라 거의 막힌 상태며, 물 한 모금 넘길 수 없는 절박한 상황으로 발전해 학교 가는 것을 포기할 정도로 병세는 악화된 상태입니다. 하지만 하루 결석하는 것은 학생의 본분을 완전히 상실한 용서받지 못할 행동이었으며, 더욱이 자식을 위해 모든 것을 아끼지 않았던 부모님을 실망시키는 안타까운 일이었습니다. 당시 부모님은 어려운 살림에도 불구하고 먼 훗날 사랑스런 아들의 장래를 위해 좌절하거나 포기하지 않았습니다. 얼마 되지 않는 소작논에서 채소를 재배해 시장에 내다 판 수입의 일부를 한 푼 두 푼 모아 학비를 마련했습니다. 그런 부모님을 실망시키지 않기 위해서라도 죽을 정도가 아니면 등교를 해야만 했습니다. 그러나 눈동자의 초점이 흐려지면서 숨은 더욱 심하게 막혀오고, 다급한 나머지 뛰어도 보지만 가슴속의 답답함은 호전될 기미를 보이지 않았습니다. 그래서 고작 생각한 것이 겨우내 고심한 비상수단이었습니다.

그 비상수단이라는 것이 아주 원시적이면서 위험천만한 방법이었지만, 물 한 모금 넘길 수 없고 숨쉬기조차 거북한 절박한 상황에서 선택의 여지가 없는 불가피한 조치라고 생각했습니다. 목구멍 안에 벌겋게 부어오른 편도선을 뾰쪽한 기구로 찔러 피고름을 빼면 곪은 부위가 가라앉으며 공간이 넓어져 숨쉬기가 한결 쉽지 않을까, 하는 상상을 했던 것입니다. 그러면서 편도선염을 찌를 수 있는 예리한 송곳 같은 도구를 물색하던 중 다급한 나머지 순간적으로 떠오른 것이 보통 가정집에서 식사 때 사용하는 쇠 젓가락이었습니다.

절박한 심정으로 부엌으로 달려갔습니다. 그리고 쇠 젓가락을 집어 들고 밖으로 나와 거울을 보면서 위험한 모험을 시도하려는 순간 무언가 뇌리를 스치는 것이었습니다. 쇠 독으로 인한 제2의 감염이 마음에 걸렸던 것입니다. 쇠 독이 무섭다는 것은 삼척동자도 다 아는 사실입니다. 쇠 독으로 인해 더 부어올라 바늘구멍과 같은 생명선을 완전히 차단할 경우 호흡 곤란으로 죽을 수 있다고 생각하니 순간 아찔해졌습니다. 그래서 겨우 생각해 낸 것이 연을 만들 때 사용하는 대오리였습니다. 대나무라면 부어오른 돌출 부위를 터뜨리는 데 이차적인 부작용을 줄일 수 있는 최선의 도구라고 생각했습니다. 막혀오는 고통을 인내하면서 울타리에 걸쳐있는 대나무를 이용해 적당한 크기로 바늘을 만들기 시작했습니다.

조여 오는 가쁜 숨을 참으며, 어렵게 만든 대바늘로 겨우내 결심한 것을 실행에 옮기기 위해 입을 크게 벌려 거울을 봤습니다. 벌겋게 부어 오른 편도선은 가뜩이나 긴장된 마음을 더더욱 불안하게 부채질 했지만, 이제는 선택의 여지가 없을 정도로 극한상황까지 온 것입니다. 거울을 보며 뾰쪽하게 다듬은 대바늘을 목구멍 안의 돌출 부위를 향해 서서히 접근시켜 2~3회 찌르니 예상과는 달리 피고름이 아닌, 순수하고 깨끗한 선혈만 입 안에 가득 고이는 것이었습니다.

일체유심조(一切唯心造)!

세상의 모든 것은 마음먹기에 달려있는가 봅니다. 조금 전 까지만 해도 조여 오던 숨을 주체하지 못하고 안절부절 하던 것이, 별반 다르지 않은 상황인데도 참을 수 있을 정도로 마음의 평정을 되찾은 것입니다. 처음으로 공기가 소중하다는 것을 새삼 깨닫게 하는 중요한 순간이었습니다.

공기와 물은 한시라도 없을 경우 지구상의 동식물은 존재할 수 없을 정도로 귀하고 소중하지만, 정작 우리는 그 고마움을 잊고 살아갑니다. 만약에 이 지구상에 산소와 물이 사라진다면 생명이 있는 동식물은 어디로 갈 것이며, 어떻게 살 수 있을까, 하는 위기의식을 느끼며 자성의 기회를 가져봅니다.

중학교 2학년, 그 해 겨울은 유난히 길었습니다. 그러던 어느 날 고봉스러운 편도선염이 또 다시 재발해 등교까지 포기해야 할 정도로 위급한 상황에 처하게 되었습니다. 고민을 하다가 결국 일단 학교에 갔다가 조퇴하는 쪽으로 마음을 잡았습니다. 등교 후 통증과 호흡 곤란의 고통을 인내하며 지루한 시간을 보내다가 용기를 내어 교무실로 담임선생을 찾아갔습니다. 그때 담임선생님께서 편도선염을 치료할 수 있는 방법을 자상히 가르쳐 주신 것입니다.

고통은 없을까? 과연 치료 효과는 있을까? 부작용은 없을까?

이러한 의문을 품고 담임선생님께서 가르쳐 준 대로 실행에 옮겼는데, 놀랍게도 시간이 흐르며 벌겋게 부어 오른 편고선의 붓기가 차츰 빠지면서 못 참을 정도로 괴롭히던 통증도 점점 사라졌습니다.

성인이 된 지금까지도 중학교 2학년 때 담임선생님의 따뜻한 조언한 마디가 그 지긋지긋한 편도선염과의 싸움을 종결할 수 있게 한 자연요법의 혜택이 아닐까요?

편도선염을 극복하려면?

편도선염의 치유방법은 간단하면서도 재발과 부작용이 없는 것이 장점이다. 하지만 자연요법은 어느 현대의학보다도 정확성이 요구된다.

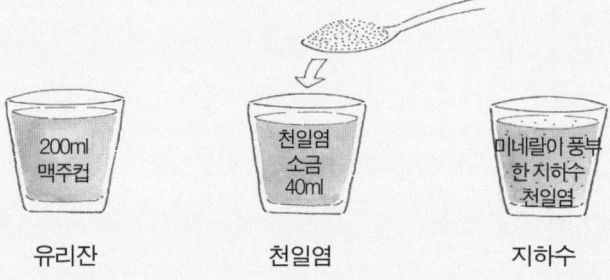

| 유리잔 | 천일염 | 지하수 |

1. 맥주 컵에 미네랄이 풍부한 지하수를 한 컵 가득 담는다.
2. 천일염을 밥숟가락으로 2~3스푼 정도 진하게 넣고 잘 저어 녹게 한다.
3. 천일염을 녹인 물로 입 안을 5~7번 헹구고 뱉어낸다.

바닷물이 썩지 않고 항상 푸르고 깨끗하게 유지되는 데는 3%의 소금이 자정활동을 하고 있기 때문이다. 이와 같은 방법으로 아침에 두 잔, 점심에 두 잔, 저녁에 두 잔 정도 5~7일 간 지속적으로 반복하면 감각으로 느낄 수 있을 정도로 호전되어 결국에는 편도선염이 완치된다.

주의

물은 지하수를, 소금은 천일염을 사용해야 한다. 수돗물이나 화학소금을 사용할 경우 치료 효과가 없거나 미약할 수 있기 때문에 반듯이 지하 100미터 이상 암반층에서 퍼 올린 지하수와 순수 자연산 천일염을 사용해야 한다. 순수 지하수는 자정능력과 미네랄 등 인체에 꼭 필요한 성분이 다량 함유되어 있으며, 자연산 천일염은 살균 및 소염작용이 뛰어나다.

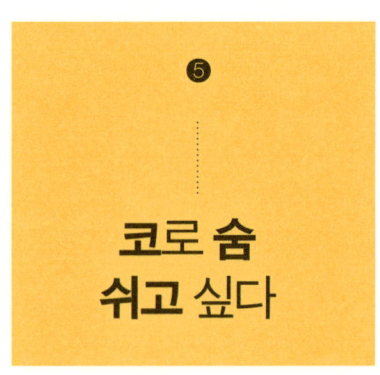

⑤

코로 숨
쉬고 싶다

　어릴 적 뜻하지 않는 편도선염으로 무척 고생을 한 경험이 있어 코로 호흡한다는 것이 얼마나 행복한지를 잘 알고 있습니다. 편도선염은 감기, 몸살을 시작으로 열과 함께 편도가 부우면서 고통은 시작됩니다. 감기로 인해 인체 본래의 숨구멍인 코가 막히면서 고행의 길은 시작됩니다.

　'감기는 병원에 가면 1주일, 참고 인내하면 7일' 이라는 말이 있듯이 하루 이틀에 치료되는 질병이 아닙니다. 감기 증세만 있어도 엄청 불편한데, 편도선염까지 합세하면 그 고통은 상상을 초월합니다. 물론 체질에 따라 질병의 경중이 다르겠지만 특히 간, 담이 실하고 폐, 대장이 허한 태음인 체질은 상상을 초월할 정도로 고통스럽습니다.

더구나 회복하기까지는 빨라도 15일 정도 소요되니, 인생은 짧지만 질병은 길다는 말을 실감할 수가 있습니다.

사계절 중 유독 겨울을 싫어하는 까닭은 감기에 이어 찾아오는 편도선염이라는 불청객 때문입니다. 체온 조절 실패로 감기가 찾아오면 코가 불편해지면서 서서히 한쪽 코가 먼저 막히고, 급기야 나머지 한쪽마저 막히게 됨으로써 불편은 가중됩니다. 이때부터 숨통을 틔우기 위해 나오지 않는 콧물을 풀어도 보고, 킁킁거려도 보고, 좌우로 뒤척거려 보지만 불편은 여전히 계속됩니다. 평소에는 모르고 생활했지만 코로 숨 쉬는 것이 얼마나 소중한지 체험하는 순간이기도 합니다. 코로 숨을 쉴 수 없으니 부득불 비상구로 남은 입으로 숨을 쉬게 되면서 다시 한 번 공기의 소중함을 깨달게 됩니다.

'이가 없으면 잇몸이라도 사용하라.' 는 것은 너무나 평범한 진리입니다. 입으로 숨을 쉬면서 고행자의 모습을 갖추어갈 무렵 무시무시한 편도선염이 자연스럽게 찾아옵니다. 코가 완전히 막히면서 그나마 남은 숨구멍인 입으로 호흡을 하면서 생명을 유지하고 있는데, 엎친 데 덮친 격으로 나머지 숨구멍마저 양쪽 편도선염으로 막혀버렸으니 호흡이 거의 정지되면서 정신마저 혼미해집니다.

벌겋게 달아 솟아오른 편도선의 염증으로 조금 남은 바늘구멍으로 숨을 쉬다 보니 공기는 물론, 물 한 모금조차 넘길 수 없는 초유의 사태가 15일 정도 계속된다고 생각하면 틀림없는 고행길입니다. 그러니 조물주가 잘 만들어 준 본래의 숨구멍인 코로 숨을 쉴 수 있다는 것은 얼마나 큰 축복이겠습니까?

대체의학의 조건은 무엇보다도 손쉽게 실천에 옮길 수 있는 쉬운 방법이어야 합니다. 또 효능은 있지만, 아프거나 위험한 방법은 자제해야 합니다. 그렇기 때문에 비염, 코 막힘을 고통 없이 완치하려면 우선 코 주변의 주요한 혈 자리를 알아야 합니다. 눈은 간이, 입은 비장이, 귀는 신장이, 코는 폐가 관장하고 있습니다. 코가 질병 없이 편안하게 제 기능을 발휘할 수 있도록 하려면 당연히 허한 폐의 기능을 높여줘야 합니다. 폐 기능이 튼튼하게 되면 당연히 비염과 코 막힘은 자연스레 치유되는 것입니다. 폐의 기능을 높이기 위해 몇 가지 사항을 생활 속에서 습관화하는 것이 필요합니다.

첫째, 코 주변의 주요 혈 자리를 찾아 마사지를 합니다.

약지를 이용해 1일 3회 이상, 매 회 10초 정도 기분 좋게 원을 그리듯 마사지를 합니다. 반드시 약지로 마사지를 해야 하는 이유는, 나뭇가지가 흔들리면 바람이 있는 것을 확신할 수 있지만 눈으로 확인할 수 없는 것과 같은 이치입니다. 즉 인체에 소리 없이 흐르는 기도 우리 몸에서 중요한 역할을 하는 것은 분명한데, 손에 잡히지도 또 눈으로 확인할 수 없는 것이 다만 신비스러울 뿐입니다. 따라서 약기운을 흠뻑 머금고 있는 약지로 마사지를 한다면 치료 효과가 배가됨을 알 수 있습니다.

이를테면 감기에 걸려 코가 막힌 어린 아이가 입을 벌린 채 숨 쉬며 자는 모습을 보면 측은해 보입니다. 이때 어머니의 따뜻한 약지로 어린 아이의 영향혈을 짚어 원을 그리듯 살며시 기분 좋게 마사지하면, 이느 새 어린 아이는 입을 다물며 코로 자연스럽게 숨을 쉬는 것을 확인할 수가 있습니다. 이처럼 혈자리를 이용한 마사지를 생활화한다면 내 가정, 내 가족의 건강을 지키며 행복을 지속할 수 있습니다.

둘째, 폐는 매운맛과 화이트 푸드를 좋아합니다.

그러므로 매운맛이 나는 청양고추, 화이트 푸드로서 영양 덩어리인 양배추, 무, 양파 등을 완치 시까지 매 끼마다 먹는 것을 생활화해야 합니다. 오행에 의하면 간, 담과 폐, 대장은 상극관계이므로 간, 담이 좋아하는 신맛이 나는 음식을 자제하는 것은 상식이며, 특히 술은 치료 시까지 금해야 한다고 합니다. 만약 신맛이 나는 음식을 고집한다면 간담의 기능을 더욱 더 실하게 만들어 폐의 약한 기능을 억누르면서 질병을 악화시킵니다.

쉽게 배우는 10초 건강 마사지

1. 코 마사지

① 영향혈 : 향기를 영접하는 혈자리로서 주로 코
와 관련된 질환을 치료하는 데 효능이 탁월하며,
입가에 있는 팔자주름 개선에도 도움을 준다.
② 사백혈 : 주로 코, 눈과 관련한 질병을 치료하는
데 효능이 있으며, 얼굴 근육을 탄탄하게 하며, 피
부의 탄력을 높여준다.

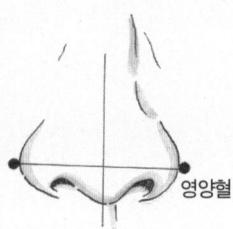

영양혈

2. 눈 마사지

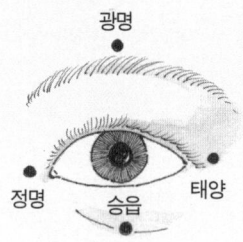

광명

정명 승읍 태양

눈 주위가 침침하고 개운하지 않을 때는 약지로
광명, 정명, 태양, 승읍 순으로 원을 그리듯 기분
좋게 마사지를 하면 눈 주위가 맑아지면서 개운
해진다.

- 광명 : 눈 주위 근육의 피로를 풀어준다.

- 정명 : 눈을 치료하는 중요한 혈자리로서 다크

서클, 눈가 주름 예방에도 효과가 있다.

- 태양 : 눈의 피로와 통증을 완화시키며, 감기 증상과 비염을 완화시켜 준다.

- 승읍 : 이유 없이 눈물이 흐르거나, 안구가 건조할 때 마사지하면 효과가 있다.

3. 귀 마사지

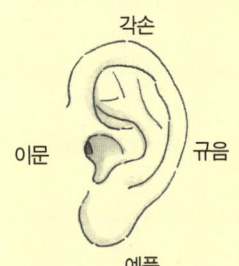

각손

이문

규음

예풍

귀에 물이 들어가거나, 노화로 인해 멍하고 잘 들리지 않을 경우에 효과적이다. 약지를 이용해 귀의 문이라고 할 수 있는 이문, 예풍, 규음, 각손을 짚어 원을 그리듯 마사지하면 귀가 멍한 증상이 개선된다.

- 이문 : 귀의 문으로 이명, 중이염 등에 특별한 효과가 있다.

- 예풍 : 귀이 통증, 현기증, 차멀미 등에 효과가 있다.

- 규음 : 멍한 귀질환 치료에 탁월한 효과가 있다.

- 각손 : 이명, 중이염으로 불편할 때 마사지하면 증세가 개선된다.

비염치료를 위한 효과적인 방법은?

1. 비염이여, 안녕

동의보감에는 '코는 폐다.' 라고 정의하고 있다. 즉, 코와 폐는 순수 자연산 공기청정기라고 할 수 있다. 콧속으로 바이러스 균이나 이물질이 들어오면 콧속 점막이 면역반응을 일으킨다. 이 때문에 재채기가 계속되고, 맑은 콧물이 흐르거나, 또 코가 막히는 증상이 계속된다. 그래서 간혹 심한 가려움증으로 인해 눈과 코를 문지르기도 한다.

2. 치료 방법

① 전립선과 변비 치료처럼 코 옆에 위치한 영향혈, 사백혈을 중심으로 규정에 맞게 핀셋으로 발침하여 2일 간격으로 시침한다.

② 벌의 부산물인 프로폴리스를 미네랄이 풍부한 지하수에 1:1 비율로 혼합해 매일 1회 이상 콧속에 분무한다.

③ 폐 기능을 상승시키기 위하여 매운 맛이 나는 고추를 매 끼니마다 1개 정도 먹는 습관을 들인다.

그리고 간간히 코 옆에 위치하고 있는 영향혈을 약지로 기분 좋게 마사지하면 매우 호전된다.

아토피에 정말 좋은 자화 육각수

희토류 값이 천정부지로 뛰고 있습니다. 다른 금속과 섞으면 자력과 내열성이 높아 절전형가전제품, 친환경 하이브리드 차, 스마트폰, 미사일등 최첨단 산업분야에 약방의 감초처럼 다양하게 사용되기 때문에 정보화시대에 접어들면서 수요량이 기하급수적으로 늘어가는 것입니다. 심지어 희토류 주 생산국인 중국은 일찍이 정부에서 직접 관리함으로써 희귀 금속인 희토류의 몸값을 제대로 올리고 있습니다. 현재는 건강, 농업, 축산업, 산업체의 스케일방지, 녹색 성장을 위한 CO2 절감 등 첨단산업의 비타민 역할을 톡톡히 하고 있습니다.

◆ **자화 육각수란?**

자기의 힘으로 처리된 활성 기능수를 말합니다. 유체가 강력한 자장 속을 수직으로 통과할 때 물의 분자 구조가 이온 활성화되어 미네랄과 산소 농도가 최고 6배나 많은 인체의 세포 조직이 가장 좋아하는 육각형의 고리 구조로 변하는데, 이러한 이온 활성화된 생체 기능수를 자화 육각수라고 합니다.

◆ 물을 물로 보지 마라

이제까지는 하찮게 생각하는 것들을 '물로 본다.' 라고 합니다. 농경시대까지 깨끗한 공기와 물이 지천으로 많을 때는 가능한 이야기가 될지 모르지만 산업화, 정보화시대에 접어들면서 상황은 달라졌습니다. 급증하는 인구와 알지도 못하는 화학물질, 그리고 환경호르몬으로 인해 인간 생명의 마지막 보루인 지하수마저 오염되어 인체가 정말로 필요로 하는 물은 기하급수적으로 줄어들고 있습니다. 이 모든 것이 현실로 나타나고 있어 오염되지 않고 미네랄이 풍부한 물은 천정부지로 값이 뛰고 있습니다.

세상에는 보고도 믿을 수 없는 기적의 물이 있습니다. 만성 눈병을 고친 프랑스의 루드르 샘물, 의료용 광천수로 활용하고 있는 독일의 노르데나우 생수, 당뇨병을 완치시킨 멕시코의 트라코테 생수는 세계적으로 잘 알려진 유명한 기적의 물입니다. 물 3 l 를 구하기 위해 비행기로 수십 시간을 이동해 현지에서 수 시간 동안 줄을 선다고 하니, 건강을 위한 노력은 세계 어느 나라든 별반 차이가 없는 듯합니다. 국산 생수보다 2배 이상 비싼 수입 생수시장이 날로 커지고 있습니다. 고가의 수입 생수가 주목받는 이유로 식품 안전에 대한 민감도가 높아지고 있기 때문입니다. 일본의 후쿠시마 원전 사고, 난개발로 인한 지하수 오염, 녹조로 인한 상수원 오염 등 물 안전 이슈에 민감한 소비자들이 상대적으로 깨끗하다고 알려진 생수를 선호하는 경향이 높아지고 있습니다.

해외 청정지역을 수원으로 해양 심층수, 샘물, 빙하수 등이 수돗물이나 정수기 물보다 깨끗하고 인체에 이롭다는 것을 몸으로 체험함으로써 생수의 선호도가 높아지고 있습니다. 심지어 페트병 한 병에 수만 원을 호가하는 수입산 기능성 물이 생수시장에 범람하고 있지만 과연 금액만큼 값어치를 하고 있는지는 미지수입니다.

◆ 아토피는 자화 육각수로!

아기의 아픔은 곧 부모의 아픔입니다. 옛날에 태열이라고 하는 아토피는 난치병이 결코 아닙니다. 이런 경험을 혹시 해본 적이 있습니까? 도회지에 살다가 공기 좋고 물 맑은 시골로 여행을 하고 돌아오면 아토피가 많이 호전되는 것을 피부로 느낄 수 있습니다. 조금씩 나아진다는 것은 완치가 가능하다는 희망의 메시지를 주는 것입니다.

물과 공기는 지구상의 동식물에게는 잠시라도 없어서는 안 되는 소중한 보물인데도 불구하고, 우리는 때때로 물과 공기의 고마움을 가끔 잊고 살아갑니다. 물을 물로만 치부하다 보니 물의 탁월한 효능에는 정작 관심을 갖지 않는 것이 병을 더욱 악화시키는 결과를 초래합니다. 진물이 나도록 긁어도 시원하지 않는 아토피! 눈에 넣어도 아프지않는 사랑스러운 자식이지만 늘 가려워서 보챌 때는 짜증도 나기도합니다. 증상이 심할 때는 재발되는 것을 알면서도 스테로이드 제재도 써 보고, 병원에도 가보지만 모든 게 임시방편일 뿐입니다. 그렇다면 속 시원한 치료 방법은 없을까요? 바로 기적의 물이라 불리는 자화 육각수입니다. 인터넷을 검색하여 검증된 자화육각수기를 구입합니다. 구입한 자화육각수기를 설명서와 같이 상수도 인입관에 설치하여 자화육각수기를 통과한 물을 생수그대로 음용토록하고 매일같이 목욕(겨울철은 온수)한다면 기적의 물이 있듯이 확실한 효과를 기대해도 좋습니다. 자화 육각수기를 설치함으로써 미네랄이 활성화되어, 기적의 물과 비슷한 환경을 만들어 치료 효과가 배가 되기 때문입니다. 일반 정수기를 통해 정수된 물은 3~4%의 미네랄 성분까지 걸러 치료에는 전혀 도움이 되지 않을 뿐 아니라 오히려 질병을 더욱 악화시키는 요인이 됩니다. (수돗물의 잔류 염소가 걱정된다면 큰 물통에 물을 받은 후, 20~30분 뒤 냄새가 사라지면 사용해도 됩니다.)

기침감기에 좋은 배꿀찜

환절기에 주로 많이 걸리는 불청객, 감기에 잘 듣는 배꿀찜을 만들어 복용한다면 감기쯤은 거뜬히 물리칠 수 있습니다. 만들기도 쉽고, 먹기도 좋고, 효과도 아주 좋은 배꿀찜 만드는 방법을 소개합니다.

배와 함께 기관지에 좋은 도라지, 그리고 대추와 꿀을 넣고 푹 쪄내 달콤한 즙을 마시는 편리한 자연요법입니다.

◆ **재료**

배 1개, 꿀 2숟가락, 대추 4개, 말린 도라지 약간(2뿌리), 생강 1뿌리, 후추

배는 기침과 가래를 제거하는 성분이 있고, 생강·꿀·후추는 몸을 따뜻하게 하는 성분이 있어 같이 넣고 쪄도 좋습니다.

1. 배의 윗부분을 뚜껑처럼 잘라내고 속을 파내어 씨를 제거한다.

2. 배, 말린 대추, 말린 도라지는 한 번 씻어 준다.

3. 배 안에 준비한 꿀, 대추, 도라지 등을 넣고 잘라낸 배 뚜껑을 덮는다.

4. 찜기를 이용해 2시간 정도 푹 찌면 된다.

이렇게 만든 배꿀찜은 따뜻하게 먹어도 좋고, 시원하게 해서 먹어도 좋습니다. 배꿀찜은 대추와 도라지를 빼낸 후 배를 갈아 즙만 마셔도 되고, 그냥 먹어도 됩니다.

'감기는 가만히 있어도 7일, 약을 먹으면 1주일'이라는 말이 있듯, 감기 바이러스의 종류가 많아서 선진국에서는 감기약 처방이 없을 정도입니다. 그러나 일단 감기가 걸리면 완치 시까지 많은 불편을 초래하고, 또 오래 두면 다른 합병증을 유발하는 등 예후가 좋지 않으므로 하루 빨리 치료하는 것이 건강관리에 도움이 됩니다.

알아두면 좋은 건강 상식은?

1. 딸꾹질

①딸꾹질이란

딸꾹질은 호흡 근육들과 횡경막이 갑자기 수축될 때 폐에 있던 공기가 나가면서 생기는 증상이다. 딸꾹질은 불편하지만 건강에 무해하다.

②딸꾹질을 멈추게 하는 방법

- 딸꾹질을 유발하는 미주 신경과 횡격막 신경에 자극을 주는 것이 딸꾹질을 멈추는 가장 좋은 방법이다. 미주 신경은 연수에서 나오는 뇌신경으로 체내의 여러 기관에 분포하며, 각 내장의 운동과 분비에 관여한다. 경미한 딸꾹질에는 차가운 물을 벌컥벌컥 마셔 미주 신경이 담당하는 식도를 자극하는 것이 좋다.

- 영국의 의학 학술지 '뉴잉글랜드 저널 오브 메디신'의 한 연구 결과에 따르면, 최고 6주 동안 딸꾹질이 멈추지 않았던 20명에게 설탕 한 스푼을 입 안에 넣고 꿀꺽 삼키게 했더니, 이 중 19명이 딸꾹질을 멈췄다. 연구팀은 "이 방법을 한 번 시행한 후 딸꾹질이 멈추지 않을 땐 2분 간격으로 하루 3번까지 반복할 수 있다."고 말했다.

- 이외에도 혀를 잡아당기거나, 귀를 당기는 방법, 가글도 효과적이다. 눈 주변에 미주 신경이 많이 분포하기 때문에 손바닥으로 눈을 꾹 눌러주는 것도 좋다. 또 목젖을 건드려 구역질을 유발하거나, 무릎을 당겨 가슴을 압박하는 방법도 있다.

2. 무릎 관절에 노란 물이 나오면

① 산이나 들에서 자생하는 자연산 찔레나무 뿌리를 적당량(2kg 정도) 캔다.

② 미리 준비한 20ℓ 정도 솥에 미네랄이 풍부한 지하수 20ℓ와 함께 끓인다.

③ 먼저 센 불로 시작해, 물이 끓으면 약한 불로 낮춘다.

④ 물이 4ℓ 정도(8~10시간 소요) 되도록 장시간 끓이면, 찔레나무 뿌리의 진액이 된다.

⑤ 진액을 냉장고에 보관하고, 매일 차처럼 아침저녁으로 200mℓ (맥주잔으로 한 잔 정도)를 마시면 된다.

3. 발톱 무좀

조갑백선이라고 부르기도 하는 발톱 무좀은 발톱 아래로 무좀균이 침투하여 발톱이 두터워지고, 갈라지고, 휘어지는 이상 증상이 나타난다. 보기에도 혐오스럽고, 심할 경우 살갗을 파고들어 발가락이 손상되어 심한 고통을 주고, 특히 노출의 계절인 여름철에는 마음고생이 심하다.

양약으로는 1년 정도 규칙적으로 복용해야 겨우 효과가 있을 정도로 효능이 미미하고, 특히 약이 독해 간과 위장에 부담을 주기 때문에 장기간 복용은 쉽지 않다. 간 기능을 테스트한 후에 허와 실에 따라 처방을 해준다.

이처럼 치료가 어려운 지긋지긋한 발톱 무좀을 완치하기 위하여 발에 대한 특별한 관심과 배려가 필요하다.

- 틈나는 대로 발톱 부분을 깨끗이 씻고, 물기 없이 보송보송하게 닦아 준다.

- 신발은 2~3켤레를 준비하여 번갈아 신는다. (발톱 무좀균은 전염성이 강하므로 발톱 무좀이 있는 환자가 신은 신발은 가족이라도 절대로 신지 말아야 한다.)

- 벌침으로 발톱 무좀균을 퇴치해야 한다.

벌침은 살균 능력이 탁월하여 어떤 바이러스도 벌침에는 무력하다. 한마디로 벌침의 살균 능력을 숫자로 표현하면 현대의학이 화학적으로 개발한 최고의 살균제보다도 700~1000배 정도 효력이 있다. 자연산이라 규정대로 시술한다면 부작용은 결코 없다. 이처럼 가공할 만한 벌침을 십분 활용한다면 완치는 시간문제다.

앞에서 언급했듯이 이틀에 한 번 벌통에 있는 벌을 잡아 벌의 꽁무니에 있는 침을 핀셋으로 빼서 발톱 무좀이 있는 발가락에 발톱과 살의 경계를 이루는 부위에 2~5번 침을 놓으면 된다.

한 마리의 벌침으로 숙련된 사람은 20회 이상 침을 놓을 수 있으며, 치료 기간은 3~6개월이다.

4. 발꿈치 각질 제거

발이 예쁘고 건강하다는 것은 모든 신체가 건강하다고 해도 과언이 아니다.

잘못된 방법으로 무리하게 각질을 벗겨 내면 오히려 각질층이 두꺼워지거나 세균 감염의 위험이 있으니 주의가 필요하다.

① 온수(40도)나 스팀 타월로 10분 정도 불린다.

② 달걀 껍질을 분쇄기로 잘 갈아 일반 크림으로 반죽한다.

③ 고르게 바른 뒤 병따개 등으로 제거하면 된다.

④ 미온수로 깨끗하게 헹구어 준다.

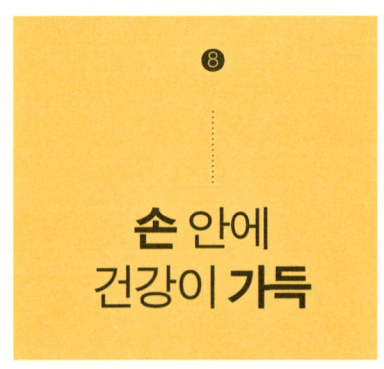

8

손 안에
건강이 가득

잼잼, 곤지곤지, 도리도리 짝짝!

어릴 적 수없이 많이 해본 반복 동작이지만 그렇게 깊은 철학적 의미가 담겨 있는 줄은 예전에 미처 몰랐습니다.

잼잼 : 공수래 공수거

빈손으로 왔다가 빈손으로 간다는 말입니다. 세상 이치는 동서양을 막론하고 예외가 없습니다.

세기의 정복자 알렉산더의 유언은 유명합니다.

"내가 죽거든 오른손을 밖으로 내놓고 묻어라."

임종을 지켜보는 문무백관들이 그 이유를 묻자, '천하를 잡은 이 손도 갈 때는 빈손으로 간다는 것을 만백성에게 보여주기 위함이오.' 하면서 세상을 하직했다고 합니다. 이 말을 듣고는 '역시 영웅은 죽으면서까지 영웅이구나.' 라는 생각을 하면서 깊은 감명을 받았습니다.

곤지곤지 : 몸은 비록 땅에 있지만, 마음과 뜻은 항상 하늘에 두어야 한다. 도리도리 : 도리, 즉 이치를 알고 살아야 한다.

이처럼 많은 교훈을 주고 있습니다.

잼잼! 박수 두 번, 곤지곤지! 박수 두 번, 도리도리! 박수 두 번

잼! 박수 한 번, 곤지! 박수 한 번, 도리! 박수 한 번

잼! 곤지! 도리! 박수 한 번

천진난만한 어린 아이는 수맥을 피할 수 있는 능력이 있습니다. 어린이의 몸은 어른의 몸처럼 경직되지 않고 매우 유연합니다. 몸이 유연하다는 것은 곧 기가 원활하게 흐른다는 것을 의미합니다. 따라서 기가 잘 흐르는 몸을 만들려면 어린이의 행동을 유심히 관찰할 필요성이 있습니다. 특히 영·유아 때의 행동은 학습을 통해 만들어진 행동이 아니기 때문에 가장 자연스러운 행동이고, 태초의 행동이라 의미가 큽니다. 양손으로 잼잼, 하면 다섯 손가락 모두 손바닥의 중앙으로 향하게 됩니다. 손바닥 중앙에는 인간의 희로애락을 담당하는 심포경의 중요 혈 노궁이 있는데, 이곳을 자극함으로써 머리가 맑아지고 마음이 편안해집니다. 티 없이 맑은 귀여운 어린 아이가 잼잼, 하면서 웃는 모습은 언제 보아도 변함없이 건강해 보입니다.

곤지곤지는 손가락을 활짝 편 상태에서, 어떤 사물을 가리킬 때 사용하는 검지로 손바닥 중앙의 노궁혈을 자극하게 됩니다. 또한 검지

는 눈의 기와 연결돼 있어 검지 끝을 자극하는 것은 시력을 강화하는 데 도움이 됩니다. 도리도리는 머리와 목을 사용합니다. 사람의 신체 부위 중 가장 경직되기 쉽고 빨리 노화되는 곳은 뒷목 부분입니다. 도리도리로 독맥의 중요 혈인 대추혈과 방광경의 중요 혈인 천주혈을 자극해 줌으로써 목의 경직과 노화 촉진을 완화시켜 줍니다.

  짝은 두 손바닥을 마주칠 때 나는 소리입니다. 기분이 우울할 때나 좋을 때 손뼉을 치면 혈액 순환이 잘되어 기분이 고조됩니다. 손뼉 치는 습관이 생기면 건강관리에 상당한 도움이 됩니다. 화가 나고 머리가 복잡할 때 잼, 곤지, 도리 짝으로 기분을 전환시켜 보십시오. 마음이 안정되면서 기분이 좋아집니다. 머리끝으로 치솟았던 기와 혈이 아래로 내려가는 것을 느낄 수 있게 되어 두한족열(頭寒足熱)이 자연스럽게 됩니다. 어떤 일을 시작하기 전에 잼, 곤지, 도리 짝으로 시작하면 분위기도 좋아지고, 집중도가 높아지므로 업무 효과가 상승됩니다. 잼, 곤지, 도리 짝으로 시작하면 하루가 행복해집니다.

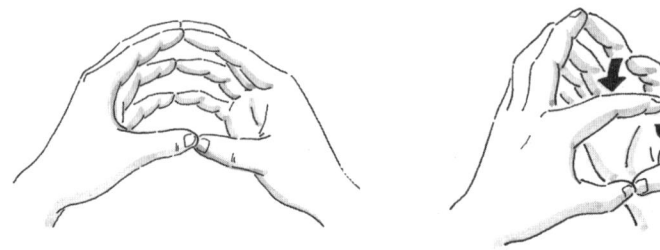

◆ 손가락 돌리기

대뇌와 깊은 관계가 있는 손가락을 돌리면 대뇌를 자극해 두통, 어깨걸림, 눈의피로, 허리통증의 증상을 가볍게 해주고 일단 발병하면 완치가 불가능하다는 무서운 치매예방에 도움이 됩니다. 또한 손과 발은 혈액을 공급하는 심장으로부터 가장 원거리에 있기 때문에 심장 다음으로 미세혈관이 많이 분포되어 있습니다. 따라서 중요한 경혈이 많이 운집되어 있어 인체의 반사구가 예민한 곳이기도 합니다.

◆ 방법

① 팔을 쭉 뻗은 상태에서 양손가락 끝을 맞추고 반원형 모양으로 만든다.

② 양손가락 끝이 맞춘 상태에서 엄지손가락부터 앞으로 10회 뒤로 10회 돌리고 계속해서 검지→ 중지 → 약지→새끼손가락 순으로 반복해서 1일 3회이상 정도 돌린다.

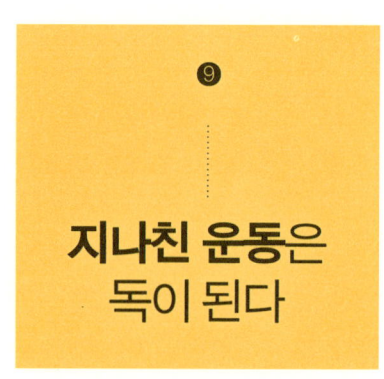

지나친 운동은
독이 된다

운동도 적당히 하면 유익하지만 한 번에 지나치게 하면 인체에 치명적입니다.

어느 날 40대 직원이 심각한 얼굴로 찾아와 상담을 요청합니다. 상담의 요지는 한 마디로 벌써 금욕 생활을 한지가 오래 된다는 것입니다. 특별한 질병도 없는데 남자 구실을 할 수 없으니 매사에 흥미가 없고 도리어 짜증스럽다는 것입니다. 기이하게 생각하며 사연을 들어보니 특별한 이유를 발견할 수가 있었습니다.

요즘 대부분 직장인들이 그렇듯, 주간에는 과도한 업무 처리로 바쁘고, 퇴근 후에는 친구들을 만나 스트레스 해소 등의 핑계로 운동은 뒷전으로 미루고 술집을 찾는 경우가 많습니다. 하지만 규칙적인 운동이 건강에 좋다는 사실을 모르는 사람은 아마도 없을 것입니다. 그러나 낮에는 업무로, 밤에는 술 때문에 이 핑계 저 핑계를 대며 차일피일 미루다 보면 자신의 몸을 자기도 모르게 망가뜨리게 되는 것입니다.

그러다 보니 시간이 많은 주말이나 일요일에 적당히 해야 할 운동을, 모처럼 주어지는 넉넉한 시간이 아까워 자신의 몸이 지쳐가는 줄도 모르고 과격하게 합니다. 그리고 집으로 귀가하면 숟가락을 놓자마자 피곤에 지쳐 잠이 듭니다. 1주일 운동량을 하루에 해결하듯이 무리하게 하며 몸을 혹사시켰으니 집으로 돌아오자마자 파김치가 되는 것은 어쩌면 당연한 일입니다.

잘 알다시피 섹스는 잉여 에너지를 사용하는데, 파김치가 되어 기진맥진하고 피곤한 상태에서는 부부관계가 거의 불가능합니다. 이런 잘못된 습관이 누적되면 이팔청춘도 금욕생활을 해야 할 경우가 생기는 것은 자연적인 이치입니다.

규칙적인 식사, 적당한 운동은 숨어있는 기운까지도 활기차게 하여 날아갈 듯한 컨디션을 유지시켜 준다는 사실을 꼭 기억하시기 바랍니다.

오미과상위병, 편식은 금물

오미과상위병이라는 말이 있다. 다섯 가지 맛, 어느 하나라도 지나치게 편식하면 몸이 상해 병이 된다는 교훈을 주고 있다.

1. 짠 것을 많이 먹으면 혈맥이 엉겨 색이 변하고
2. 쓴 것을 많이 먹으면 피부가 메말라 털이 빠지고
3. 신 것을 많이 먹으면 살이 굳어지고 입술이 트고
4. 단 것을 많이 먹으면 뼈가 아프고 머리털이 빠지고
5. 매운 것과 식초가 많이 든 음식은 모든 원기를 손상시켜 힘줄이 당기고, 손과 발톱이 메마르게 된다.

아무리 좋은 식품이라도 골고루 적당히 먹는 습관이 중요하다.

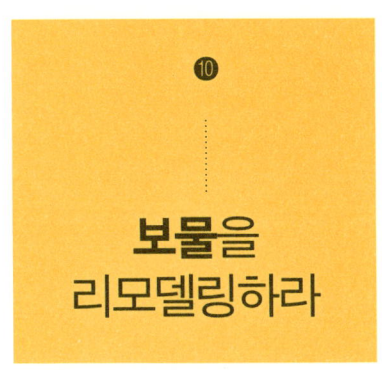

보물을
리모델링하라

초겨울 어느 날 동창회에서 있었던 재미있는 일화입니다.

모처럼 회동이라 바쁜 도회지의 일상을 벗어나 물 맑고 공기 좋은 한적한 산골마을의 조용한 식당을 정해 모임을 갖기로 한 것입니다. 우리는 잘 요리된 오리 고기를 안주로 소주를 주거니 받거니 하면서 그동안 쌓였던 회포를 풀며 시간가는 줄 모르고 즐거운 한때를 보내고 있었습니다.

땅거미가 지면서 낮부터 마신 술로 취기가 오르면서 일부 친구들의 짓궂은 농이 오고 가는가 싶더니, 이내 음담패설 쪽으로 화제가 모아집니다. 급기야 내가 가장 두렵고 숨기고 싶었던 상징 이야기까지 농의 도마 위에 오르면서 모두 벌겋게 달아오른 얼굴로 갑론을박 자기주장을 합니다. 결국, 상징의 실물 크기까지도 대조하는 등 농은 극에 다다르고 있었습니다. 죽마고우 사이라 신체 부위는 말할 것도 없고, 마음까지 서로 꿰뚫는 사이라 당연히 내 상징이 왜소하다는 사실을 기억하는 친구들도 다수 있었습니다. 상징이 턱없이 작아 고교 시절 놀림감의 대상이었는데, 그것을 모를 리 만무합니다. 친구들의 눈치를 살피며 화장실에서 소변을 보고 있으면 작은 상징을 놀리기 위해 누군가 재빠르게 곁에 와서 짓궂게 장난을 치던 때가 엊그제 일처럼 순간적으로 지나갑니다.

음담패설이 지속되면서 불똥이 나에게로 튀어 상징을 보여줄 차례가 온 것입니다. 여차하면 강제로 옷을 벗길 분위기라 거부할 수가 없는 두려운 순간이었습니다. 얼마간 망설이다 어렵사리 내놓은 나의 건장한 상징을 보자, 식당이 떠나갈 정도로 소란스럽던 분위기가 갑자기 찬물을 끼얹은 듯 조용해집니다.

옛날에 왜소했던 상징만 기억하던 친구들이 상상을 초월하는 대물을 보는 순간 입을 다물어 버린 것입니다. 친구들이 감탄할 정도로 상징이 달라진 이유는 무엇일까요? 당연히 케겔운동 덕분입니다. 케겔운동을 꾸준히 하다보면 배에 힘을 줘야 하기 때문에 기름진 배가 들어감으로 일석이조의 효과가 나타납니다. 남자는 살이 찌면 배부터 나오고, 여자는 엉덩이부터 커지는 게 성인의 보편적인 현상입니다.

따라서 배가 나온 남자의 상징이 상대적으로 왜소한 것은 당연한 이치입니다. 재미있는 사실은, 그날 달라진 내 상징을 보고 친구들이 웃고 떠들던 일이 기억납니다. '우리 인체의 성장이 모두 멈추는 25세 이상이 지나도 사람에 따라 신체의 어떤 부위가 돌연변이 형태로 성장할 수가 있다' 는 것입니다. 물론, 전혀 불가능한 말은 아닌 것 같습니다.

아무튼 그날 이후 케겔운동을 꾸준히 실천하고 있는 친구들이 많은 걸로 알고 있습니다. 정말이지, 사춘기 시절 왜소한 상징 때문에 마음고생을 심했던 적이 있습니다. 목욕탕에 가는 것이 고통의 연속이었습니다. 가끔 대중목욕탕에 출입할 때면 남들이 볼세라 물바가지나 수건으로 중요 부분을 감추다 보니 목욕은 하는 둥 마는 둥 했습니다. 건장한 상징을 가진 사람이 어깨를 펴고, 보란 듯이 욕탕 주변을 배회하는 것을 보면 얼마나 부러웠는지…. 당해보지 않고는 아마도 이해할 수가 없을 것입니다. 그러니 꾸준히 노력하십시오. 노력한 만큼 충분한 보상은 돌아옵니다. 이 세상에는 노력하지 않고 이루어지는 것은 아무것도 없습니다.

케겔운동으로 사랑의 홈을 깨끗이 해결할 수 있습니다. 속 좁은 여자가 사랑받는다는 말은 성인이면 누구나 동의하는 말입니다. 조물주가 태초에 인간을 탄생시키면서 어느 한곳 흠잡을 수 없을 만치 완벽하게 창조했으나, 그래도 흠을 지적하라면 거룩한 성과 관련한 사항입니다.

여성이 출산하면 자궁이 1.5~2배 정도 커지고 또 넓어진다고 합니다. 이치적으로 볼 때 아내가 출산하면 남편도 더불어 커지고 실해야 임신 전과 같이 부부관계가 원만해지기 마련일 것입니다. 그런데 사실은 그렇지 못하다 보니 부부관계 횟수가 줄어드는 요인이 되기도 합니다. 그렇기 때문에 신혼 때처럼 신비롭고 만족할 수 있는 섹스를 즐기기 위해서는 더 나은 애정과 중요 부분을 갈고 닦는 지혜가 필요합니다. 일찍이 서양에서도 케겔운동이라는 자연요법으로 자궁 수축력을 강화시켜 출산 전에 버금가는 탄력 있는 여성의 질을 만들고, 남자는 힘 있고 우람한 성기를 최대한 키우는 데 힘을 집중하고 있습니다. 케겔운동은 아주 간단하지만 지속적으로 운동할 시에는 상상을 초월하는 가공할 만한 무기를 갖게 됩니다.

방법도 간단합니다. 아침-점심-저녁으로 나누어 매 10회 정도 반복하면 됩니다. 항문에 정신을 집중시키고, 10초 간 조이고 2초 간 서서히 풀어주면 됩니다. 물론, 시간 날 때마다 생각날 때마다 수시로 해도 아무런 상관이 없습니다. 항문은 속 조임근과 바깥 조임근으로 되어 있어, 힘 있게 조이더라도 실수할 일은 거의 없습니다. 하지만 정신을 집중하지 않으면 효과가 없을 뿐만 아니라 실수할 수도 있습니다. 운전 중에 신호에 걸리면 짜증부리지 말고 여유 있게 미소를 지으면서 항문 운동을 하면, 스트레스도 해소하고 건강에 많은 도움이 됩니다. 항문도 부단한 운동이 필요한 기관입니다. 이렇게 노력하다 보면 자신도 모르게 자신의 상징이 더욱 단단하고 우람해진 것을 느낄 수가 있습니다. 이렇듯 항문 괄약근 조이기로 인체의 신진대사를 돕고 정력을 높일 수 있다는 것에 대해 기대를 해도 좋을 만큼 효과가 탁월합니다.

예로부터 아침에 발기가 안 되는 남자에게는 돈도 빌려주지 말라고 했습니다. 아침에 일어나 발기가 안 되는 것은 몸이 허약하다는 증거일 수도 있기 때문입니다. 굳이 섹스와 관련짓지 않더라도 남자에게 있어 정력이란 곧 살아가는 원천입니다. 특히 출산 전후의 여성에게 케겔운동은 필수 사항입니다. 괄약근 운동으로 질 수축력이 강화되어 출산이 수월한 것은 당연한 이치이므로 출산의 고통은 그만큼 감소합니다. 인간의 고통 중에 가장 큰 것이라는 출산의 고통을 최소화 하고, 더 나아가 쾌감으로 연결할 수 있도록 지금부터 바로 시작하시기 바랍니다.

항문을 조이면 따뜻한 기운이 배로 내려오니, 냉·대하 질환 같은 여성의 병도 자연스레 치유가 됩니다. 각종 여성 질환의 원인이 결국 신체리듬 어느 것 하나가 맞지 않는 데에 있습니다. 이는 곧 몸속의 어느 줄기의 기가 제대로 뻗어 나가지 못하고 있다는 말이니, 항문에 힘을 주어 그 기들이 제대로 뻗게 하라는 말도 됩니다.

항문을 마음대로 조였다가 풀었다가 한다는 것은 여자들에게 있어 또 다른 의미가 있습니다. 항문을 조이는 운동을 하다 보면 여자들은 흔히 말하는 명기를 가질 수가 있습니다. 괄약근을 마음대로 조절할 수가 있어 질 수축력을 강화시킴으로써 원만한 부부관계를 유지하는 데 많은 도움을 줍니다.

케겔운동은 시간과 공간에 구애받을 필요가 없으므로 하루 중 어느 때라도 자투리 시간을 활용하시면 됩니다. 가령 버스를 기다리는 도로에서, 엘리베이터를 타고 올라갈 때, 음식을 시켜놓고 기다리는 식당에서, 무심히 바라보고 있는 TV 앞에서, 빨간 신호등 앞에서, 무료하게 기다리는 시간 등은 모두 케겔운동을 하는 데 있어 아주 좋은 시간입니다.

특히 조루증, 요실금, 전립선 등의 예방과 치료에도 많은 도움이 됩니다. 다시 말해서 남성은 발기능력이 좋아지고, 조루증의 고민을 해결할 수도 있으며, 여성은 불감증을 해소하고, 질의 수축력이 강화되기 때문에 사랑받는 아내가 될 수 있습니다.

현대인들은 항문을 배설물만 내보내는 단순한 배출구로 알고 있습니다. 항문의 기능을 건강관리 차원에서 해설한다면, 배설물을 내보

내기도 하면서 우주 에너지를 흡입하는 곳이기도 합니다. 항문과 여성의 질은 수축이 잘 되어야 기가 새지 않고 사랑을 받습니다.

　우리 속담에 '할아버지 방귀는 핫바지 방귀'라는 말이 있습니다. 나이 많은 사람은 항문 괄약근이 약해 꽉 조여주지 못해서 피식피식 새어 나간다는 것입니다. 그러나 젊은 사람들은 항문의 수축력이 강해서 방귀를 뀔 때마다 옆 사람이 깜짝 놀랄 정도로 뻥뻥 소리를 내면서 방귀를 마음대로 구사합니다. 마찬가지로 처녀들의 질은 수축력이 강해서 기가 새지 않듯이 항문과 여성의 질은 기가 새지 않도록 수축력을 강하게 만들어야 합니다. 이처럼 항문과 성기는 밀접한 관계가 있습니다. 현대의학이 최첨단으로 달리는 선진국에서도 일찍이 케겔운동의 효험을 알고 남녀노소 없이 케겔운동이 유행처럼 번지고 있습니다. 항문을 조이려고 힘을 쓰다보면 자연스레 항문 쪽으로 신경이 집중되는데, 그러다보니 완벽한 항문 조이기는 육체적인 운동량으로 볼 때 장난이 아닙니다. 사람의 근육 중 마음대로 움직일 수 없는 항문 근육인 괄약근을 조이려면 실제로 상당한 칼로리를 소모하게 되는 것입니다 신체적인 운동이 된다는 것이 믿기지 않을지도 모르지만, 자신이 직접 시도해 보면 바로 느낄 수 있습니다.

　단 전립선환자는 자제해야합니다. 방광주변근육이 긴장하면서 통증을 유발 할 수 있습니다.

정력! 남자가 살아가는 이유

정력에 대한 남성들의 관심과 고민은 20대부터 60~70대까지 모든 연령대에 존재할 것이다. 그렇기 때문에 남성에게 있어 정력이 좋다는 것은 최고의 몸 상태라는 상징과 더불어 자신감과도 연결되어 있다. 최고의 몸 상태, 즉 정력을 건강하게 유지하기 위해서는 일상에서 무엇을 먹고 마시느냐가 가장 중요하다. 이러한 남자만의 자신감을 위해 일부 남성들은 정력에 좋다는 음식이라면 가리지 않고 먹는다. 조루, 발기부전 등 정력이 약한 남자들을 토끼에 비유하기도 하고, 정력에 강한 남성은 뱀이나 물개에 비유하기도 한다.

또 '정력이 왕성하면 건강하다.'는 말은 특별한 의미가 있다. 남성의 보물창고는 미세혈관으로 조성되어 있어 성적 흥분을 느끼면 오로지 혈압으로 발기시키므로, 발기에 문제가 없으면 건강하다 해도 과언이 아니다. 혈관이 맑고 깨끗하지 못하면 혈액이 미세혈관을 통과하지 못하기 때문이다.

1. 천연 비아그라, '야관문(夜關門)'

야관문은 성질은 차고, 쓰고, 매우며, 독이 없는 것이 특징이다. 주성분으로 플라보노이드, 폴리페놀, 탄닌 등 혈관 개선 물질이 다량 함유되어 있다. 음용하면 산화질소가 다량 생성되어 정력 강화, 기관지염 개선, 간과 신장 기능을 강화하는 데 탁월한 효험이 있다. 하천변에 군락을 지어 자생하므로 채취가 용이하다.

① 야관문주 담그는 방법 및 음용

- 야관문이 꽃을 피우는 9월, 청정지역에서 채취해 그늘에서 1주일 정도 말린다.

- 유리 항아리를 준비해 적당량을 썰어 35도 이상의 소주에 담근다.

- 적정량의 천궁 + 대추를 함께 넣으면 고가의 양주처럼 맛과 향을 더한다.

- 100일 정도 발효시킨다.

- 100일이 지나면 야관문은 건져낸다.

- 하루에 소주잔 기준 1~2잔 정도 매일 음용한다.

- 술이 체질에 맞지 않는 사람은 야관문주를 끓어(알코올은 휘발성이 있기 때문에 증발한다) 먹으면 된다.

② 채취 시 주의사항

- 야관문과 댑싸리는 비슷하나 성분과 효능은 다르다. 구별 방법은 야관문은 줄기가 청색이고, 댑싸리는 붉은색이다.

- 전통의술은 아무리 효능이 탁월하더라도 실천이 어렵다면 무용지물이다. 또한 하루아침에 좋아 질것이라는 요행을 바라는 것도 어리석은 마음이다. 단지 규정에 맞게 꾸준히 실천하다 보면 어느 날 원하는 것을 얻을 수 있다.

2. 나폴레옹도 손에서 놓지 못한 '굴'

굴은 냉한 성질이 있기 때문에 소음인 체질에는 맞지 않는다. 아무리 좋은 식품이라도 체질에 맞지 않으면 독이 될 수도 있다. 나폴레옹은 목숨이 오가는 위험한 전쟁터에서도 꾸준히 굴을 챙겨 먹었다고 전해질 정도로 몸에 좋은 음식이다. 단백질, 아연, 타우린, 비타민, 칼슘, 요오드 등 각종 미네랄이 함유되어 있다. 혈액 순환에 도움을 주는 등 남성의 생식 기능에 매우 좋다고 알려져 있다.

3. 부부의 정을 오래 유지해 주는 '부추'

부추에는 황화알릴, 알리티아민 등이 풍부하게 들어 있어 피로 해소와 혈액 순환을 좋게 해준다. 부추는 예로부터 정구지(精久持)라고도 불린다. 재미있는 사실은, 정구지를 풀이하면 '부부간의 정(精)을 오래(久=구) 유지(持=지) 시켜준다' 는 뜻이라고 한다. 예로부터 '봄 부추는 인삼 · 녹용과도 바꾸지 않는다.' 고 했으며, 또 '부부 사이가 좋으면 집 허물고 부추를 심는다.' 고 했습니다.

4. 요강을 뒤집어 버리는 '복분자'

복분자(覆盆子)는 성 기능 강화에 도움을 주는 식품으로 유명하다. 전립선으로 가는 혈액 순환을 돕고, 소변을 잘 나오도록 도와준다. 동의보감에는 '남성의 시기 부족과 정액 고갈을 낫게 한다.' 고 기록되어 있다. 이름의 풀이도 재미있는데, '열매를 먹고 소변을 보면 요강이 뒤집어진다(覆:뒤집을 복, 盆:동이 분, 子:놈 자).' 는 뜻이다.

5. 남자한테 참 좋다는 '산수유'

산수유는 남성의 힘을 상징하는 열매로, 동의보감에 산수유는 정력 향상과 혈액 순환을 도와준다고 기록되어 있기도 하다. 산수유를 먹으면 신장과 방광조절 능력이 좋아진다.

6. 정력의 대명사 '아보카드'

아보카드는 남미가 원산지로 약간 느끼한 듯하며 부드러운 맛이 매력이다. 아보카드는 미국 식약청에서 인정하는 대표적인 정력식품이다. 달지도 않고, 아이스크림처럼 부드럽고 연하지만 인기가 있는 것은 숲의 버터라 불릴 만큼 영양 덩어리기 때문이다. 풍부한 비타민, 미네랄이 함유되어 있어 피부 미용에도 좋다. 특히, 항암 효과에도 탁월해 수퍼 푸드 중에 수퍼 푸드라고 할 수 있다. 초록빛은 덜 익은 상태고, 검은 빛이 짙을수록 잘 익은 아보카드다.

7. 그리스시대부터 섭취한 '아스파라거스'

아스파라거스는 남부 지중해와 유럽, 서아시아에 걸쳐 자생하던 식물로 소나 말의 사료로 사용되었다. 다른 사료로 사육한 소나 말보다 건강하고 번식률이 탁월하다는 것을 알고, 그리스시대에 이르러 인간이 섭취하게 된다.

아스파라거스의 주성분은 아미노산인데, 루틴이라는 약리 성분이 다량 함유되어 있어 고혈압에 효능이 있다. 특히, 사포닌이 함유되어 있어 항암 효과도 탁월하다. 동의보감에 '천문동' 으로 소개되어 있는데, 이뇨작용과 통풍에 효능이 있으며, 진정작용을 한다고 알려져 있다.

8. 작지만 강한 '칠리 고추'

작은 고추가 맵다는 말은 칠리 고추를 두고 하는 말이 아닐까? 칠리 고추는 작지만 무척 맵다. 캡사이신이 풍부해 특히 관절염으로 인한 통증을 줄여주고, 다른 만성 질환과 관련한 질병도 감소시킨다. 감이나 굴보다 비타민c가 2배 정도 더 많으며, 열량 연소율이 높아 다이어트에도 효과가 높다.

9. 독신 생활을 방해하는 '마늘'

마늘은 혈액 순환 개선에 도움을 주며, 스테미나를 증가시키는 스코르디닌이라는 물질이 함유되어 있다. 마늘은 고대 이집트 시대부터 정력과 원기를 보하는 강장제로 알려져 있고, 당시 이집트인들은 마늘에는 스테미나를 증진시키는 신비한 효과가 있다고 믿었다. 이집트 쿠푸왕의 피라미드 벽면에는 피라미드 건설에 종사한 노동자들에게 마늘을 먹여 중노동과 더위를 견디게 했다고 기록되어 있다.

일부 종교에서는 마늘을 금하기도 하는데, 이는 독신 생활을 해야 하고, 아연과 정자수를 증가시키는 스코르디닌 성분이 들어있어 음욕을 일으키고, 화를 내게 하여 수행을 방해하기 때문이다.

이외에도 정력에 좋다는 음식은 무궁무진하지만 음식을 통한 정력 증대는 하루아침에 나타나기 어렵다. 발기부전, 조루 등 남성의 성 기능 치료제와 정력에 좋은 음식들을 보면 모두 혈액 순환과 연관되어 있다. 정력은 힘보다 혈액 순환이 가장 중요하기 때문이다. 남성의 성기가 발기되기 위해서는 평소보다 7~10배의 피가 순식간에 해면체로 몰려야 하고, 그러기 위해서는 혈관이 깨끗하고 혈액 순환이 잘 되어야 한다.

하지만 정력제로 알려진 식품 중에는 고열량, 고콜레스테롤 음식이 많다. 대표적 스테미나 음식으로 알려진 장어는 몸에 좋지만, 지방이 많아 한꺼번에 너무 많이 섭취하게 되면 배탈이 발생할 수 있다.

정력의 첫 번째 조건인 혈액 순환을 위해 도움이 되는 식품들을 꾸준히 섭취한다면 정말 뱀처럼 강한 정력을 보유할 수 있다.

제발, 빨리 먹는 식사 습관을 버리자

현대인의 아침은 한 마디로 바쁘게 움직입니다. 아침밥 거르기는 일쑤고, 설령 밥을 챙겨 먹더라도 밥이 코로 들어가는지 입으로 들어가는지 모를 정도로 급히 먹습니다. 어쩌면 전쟁을 치르는 것 같은 아침에 밥을 먹고 나오는 자체가 대단하다고 보아야 합니다. 바쁜 것을 핑계 삼아 아침밥을 아예 먹지 않는 사람도 있으니까 말입니다.

우리나라의 빨리 빨리 정신은 어디에서 왔는지, 여러 측면에서 생각해 봐야 할 것 같습니다. 역사가 말해주듯, 유사 이래 932번이라는 전쟁을 치르면서 생긴 습관일 수도 있고, 찢어지게 가난했던 농경시대에 일손이 모자라 1초라도 시간을 아끼려고 노력하다 보니 빨리빨리라는 수식어가 습관화되었을 법도 합니다. 이러다 보니 빨리 먹는 식습관이 자연스럽게 익숙해 졌을 것입니다.

우리는 흔히 밥을 많이 먹거나 고열량 음식을 먹을 경우 살이 찌기 쉽다고 알고 있습니다. 하지만 빨리 먹는 식습관 역시 과체중으로 가는 지름길임을 명심해야 합니다. 어느 권위 있는 대학의 연구 결과에 따르면, 음식을 빨리 섭취하는 사람이 느리게 섭취하는 사람보다 비만이 될 확률이 3배나 더 높다고 합니다. 그 이유는 식사 후 포만감을 느끼고 뇌에 전달되기까지 20분 정도 걸리는데, 20분 안에 밥을 다 먹으면 뇌는 포만감을 느끼지 못하고 여전히 허기진 상태로 머물러 있기 때문입니다. 이제부터라도 뱃살 탈출을 위해 천천히 먹는 습관을 들여야 합니다.

심장과 동맥에 주로 발생하는 심혈관계 질환의 주된 원인으로 동맥경화증, 고혈압 등이 발생됩니다. 말만 들어도 무시무시한 이러한 질병은 빨리 먹는 식습관과 관련이 있다고 합니다. 그것은 바로 식사 시간과 체질량 지수와의 상관관계입니다. 여기서 체질량 지수는 키와 몸무게를 가지고 체내 지방의 양을 추정하는 비만 측정법입니다. 식사 시간이 짧을수록 체질량 지수가 높았다고 합니다. 빨리 먹는 식습관은 혈액 속 중성 지방의 수치를 높인다고 합니다. 여기서 이상지질혈증이란 LDL콜레스테롤이 증가한 상태거나, Hdl콜레스테롤이 감소한 상태를 의미합니다.

쉽게 말해 LDL 콜레스테롤은 나쁘고, HDL은 좋은 콜레스테롤입니다. 다시 말해서 LDL콜레스테롤이 혈액 속에 증가하게 되면 혈액이 끈적끈적해져 혈액이 지나가는 길을 막게 됩니다. 이처럼 빨리 먹는 식습관이 고지혈증을 키우므로 식습관을 하루 빨리 고쳐야 합니다.

젓가락을 사용해 밥알을 세면서 천천히 먹습니다.
옛날 : 복 나간다.
현재 : 살과 질병 나간다.

지금에 와서 생각하니 옛날 사람의 지혜에 정말 감탄할 수밖에 없는 중요한 말이 있습니다. 아주 오래 전, 찢어지게 가난했던 그 시절에는 밥알을 세면서 천천히 먹으면 어른들이 이구동성으로 하는 말이 있습니다. 우리는 '복 나간다.' 는 말을 수없이 들으면서 성장했습니다. 그 말의 큰 의미는 허기를 면하기도 급급한데, 밥알을 세면서 천천히 먹는다는 것은 생각할 수도 없었습니다. 그렇지만 중요한 것은 빨리 먹음으로써 소량의 음식으로도 조기에 포만감을 느낄 수 있는 한 가지 방법일 수도 있습니다. 그러나 복 나간다는 말은 그때는 누가 뭐래도 맞는 말이었고, 시대가 급변하면서 지금은 살과 질병이 나간다는 말이 어울립니다.

축복받은 식사 시간은 충분하게, 맛있게, 즐겁게!

젓가락으로 먹으면 아무래도 한 번에 먹을 수 있는 양이 줄어듭니다. 그러므로 자연스럽게 적은 양을 맛있게 꼭꼭 씹어 먹게 됩니다. 그러다 보면 밥 한 공기를 비우는 데 더 오랜 시간이 걸려 적은 양을 먹더라도 포만감을 느끼게 됩니다. 하루 세 번 축복을 누리면서 먹는 음식은 소화가 되어 혈당이 대뇌시상하부의 중추 신경을 자극해 포만감을 느끼게 합니다.

중추신경은 처음 음식을 먹기 시작해 15~20분 지나면 대뇌에 그만 먹으라는 신호로 포만감을 느끼게 합니다. 따라서 급히 먹는 음식은 많이 먹더라도 포만감을 느끼지 못하다 보니 많은 양의 음식을 먹게 됩니다. 건강은 습관에서 온다는 말은 진리입니다. 천천히 조금씩 먹는 습관을 들이면 혈당의 급상승을 막을 수 있고, 급격히 흡수된 영양소가 지방으로 쌓이는 것을 예방해 줍니다.

우리나라 음식의 특징은 국물 문화입니다. 국물 음식에는 다량의 염분이 있어 부종과 하체 비만의 원인이 됩니다. 젓가락으로는 국물을 먹을 수 없으므로 저절로 염분 섭취가 줄어듭니다. 또한 젓가락을 이용하면 국물보다 건더기를, 또 채소류와 생선을 더 자주 먹게 되어 국이나 찌개 속의 기름기 섭취도 줄어들게 됩니다. 건더기에는 풍부한 섬유질이 들어 있어 섭취한 음식의 소화 흡수 속도를 조절해 혈당의 급상승을 막아줍니다. 이와 함께 가능한 음식을 오래 씹는 습관을 들이면 소화에도 도움이 되고, 더 나아가 시원한 배출도 약속합니다.

태양왕이라고 칭하는 루이 14세는 1643~1715년까지 72년 동안 프랑스를 다스렸습니다. '짐이 국가'라는 말을 남기기도 했던 유명한 왕입니다. 그런데 변기에 앉아서 편지를 쓰거나, 재판을 하고, 명령을 내렸다고 합니다.

왜 루이 14세는 변기에 앉아서 정치를 했을까요? 그것은 돌팔이 주치의가 모든 병은 치아에서 비롯된다고 생각해서 루이 14세의 생 이빨을 다 뽑아버렸기 때문입니다. 그래서 음식을 씹지도 못하고 그냥 삼키다 보니, 왕은 늘 소화불량에 걸려 하루에 14~18회 정도 쉴 새 없이 화장실을 들락거렸다고 합니다. 나중에는 아예 변기에 앉아서 업무도 보고, 회의도 했을 정도로 설사가 심했다고 합니다. 그러다 보니 냄새도 심해서, 그때부터 향수가 발달했다고 합니다.

사람은 하루에 대변을 몇 번 정도 보면 정상일까요? 건강한 사람은 많게는 하루에 3번, 적게는 1주일에 3번 정도 대변을 보게 됩니다. 한 번에 만드는 양은 100~500g 정도로 사람은 평생 동안 약 10~20t의 대변을 본다고 합니다. 육식과 가공 식품을 즐겨 먹는 사람은 하루 평균 100g 미만의 대변을 보고, 이에 비해 야채와 과일을 즐겨 먹는 사람은 하루 평균 500g을 눕니다. 섭취한 음식은 정상적인 소화 계통을 통해 되도록이면 빠른 시간 내 먹은 만큼 배설하는 사람이 건강합니다. 거듭 강조하지만 식사 시간은 정말 소중합니다. 식사 시간을 소중히 생각하고, 소중한 만큼 충분한 시간을 두고 가볍고 재미있는 이야기를 하면서 천천히 음식을 먹는 습관을 길들여야 합니다. 빨리 먹는 습관보다 느리게 먹는 습관을 들이는 것이 더 힘들 수도 있습니다. 하지만 느리게 먹는 것만큼 건강을 지킬 수 있다는 자긍심을 갖고, 즐겁고 축복 속에 한 끼를 먹도록 노력해야 할 것입니다.

우한곤 건강강좌 프로그램

지금껏 알고 있던 건강법은 잊어라!

　　100세 시대가 시작되면서 건강과 장수는 오래 사는 것만을 뜻하는 것이 아니라, 하루하루를 즐겁게 살아가는 것을 의미합니다. 정보화 시대, 건강과 장수에 대한 수많은 정보들이 넘쳐흐르지만, 그중에 확실하게 검증된 정보는 극히 일부에 불과합니다. 잘못된 건강 정보를 걸러내고 나와 내 가족들의 건강을 책임져줄 진짜 정보를 얻는 것이야말로 우리가 알아야 할 일입니다.

　　특히 우리의 건강과 장수는 식습관과 생활습관이 90% 이상을 차지하고 있습니다. 시금껏 잘못된 습관을 실천해왔더라도 정확한 지식과 함께, 실천으로 얼마든지 개선이 가능합니다. 한 번 제대로 배운 건강 정보가 여러분의 평생건강을 지키는 중요한 계기가 될 것입니다.

평생건강, 의사도 아닌 바로 내가 지켜내는 것임을 기억하십시오.

교육 내용

- 건강하게 사는 사람들, 어떻게 살아가고 있는가?
- 현대의학의 맹점, 그리고 대체의학의 세계
- 만성질환의 원인과 해결법은 있는가?
- 건강한 식습관 관리
- 영양 불균형 시대, 영양완전정복을 배우다
- 우한곤 건강법의 노하우란?

교육 방법

기업체나 단체기관에 출강하여 강의합니다. (특강/워크숍/세미나)

교육 문의

체계적인 건강관리는 반드시 전문가의 도움이 필요합니다. 평생건강을 위한 지도를 그려가며 필요한 모든 정보를 습득할 수 있는 최선의 기회, 나뿐만 아니라 가족들과 지인들에게도 나눠줄 수 있는 핵심 건강 지식을 얻을 기회를 놓치지 마십시오.

교육문의:010-3873-8128　　이메일:Gon8128@hanmail.net

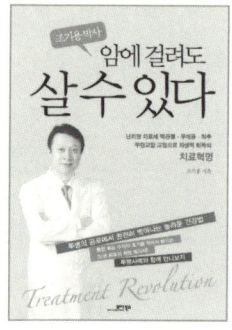

암에 걸려도 살 수 있다
200만 암환자에게 전하는 희망의 메시지

'난치성 질환에 치료혁명의 기적' 통합치료의 선두주자인 조기용 박사는 지금껏 2만 여명의 암 환자들을 치료해왔고, 이를 통해 많은 환자들이 암의 완치라는 기적 아닌 기적을 경험한 바 있으며, 통합요법을 통해 몸 구조와 생활습관을 동시에 바로잡는 장기적인 자연면역재생요법으로 의학계에 새바람을 몰고 있다.

조기용 지음 / 255쪽 / 값 15,000원

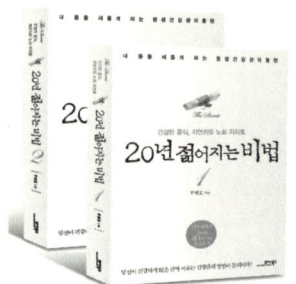

20년 젊어지는 비법 1,2

한국인들의 사망률 1, 2위를 차지하는 암과 심장질환은 물론 비만, 제2형 당뇨, 대사증후군, 과민성대장증상 등 각종 질병에 대한 지식정보를 제공, 스스로가 자신의 질병을 치유하고 노화를 저지하여 무병장수하도록 평생건강관리법의 활용방법을 제시하고 있다.

우병호 지음 / 1권 : 380쪽, 2권 : 392쪽 /
값 각권 15,000원

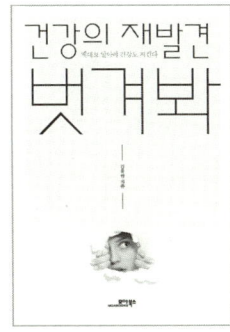

건강의 재발견 벗겨봐

섣부른 의학 지식과 상식의 허점을 밝히며, 증명된 치료법도 수위와 내용이 조금씩 다르고 서로 다른 환경에서 받아들여야 하므로, 이를 맹신하는 것은 위험하다고 지적한다.

김용범 지음 / 272쪽 / 값 13,500원

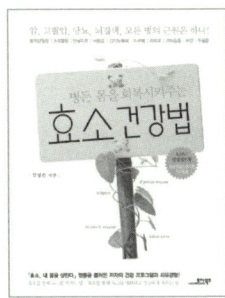

효소건강법

당신의 병이 낫지 않는 진짜 이유는 무엇일까?
병원, 의사에게 벗어나 내 몸을 살리는 효소 건강법에 주목하라!! 효소는 우리 몸의 건강을 위해 반드시 필요한 생명 물질이다. 이 책은 효소를 낭비하는 현대인의 생활습관과 식습관을 짚어보고 이를 교정함으로써 하늘이 내린 수명, 즉 천수를 건강하게 누리는 새로운 방법을 제시하고 있다.

임성은 지음 / 264 쪽 / 값 12,000원

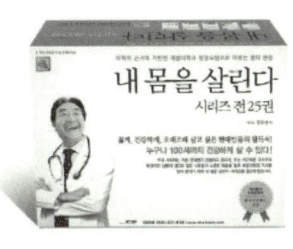

건강적신호를 청신호로 바꾸는 건강가이드
내 몸을 살린다 세트로 건강한 몸을 만드세요

① 누구나 쉽게 접할 수 있게 내용을 담았습니다.
일상 속의 작은 습관들과 평상시의 노력만으로도 건강한 상태를 유지할 수 있도록 새로운 건강 지표를 제시합니다.
② 한권씩 읽을 때마다 건강 주치의가 됩니다.
오랜 시간 검증된 다양한 치료법, 과학적·의학적 수치를 통해 현대인이라면 누구나 쉽게 적용할 수 있도록 구성되어 건강관리에 도움을 줍니다.
③ 요즘 외국의 건강도서들이 주류를 이루고 있습니다.
가정의학부터 영양학, 대체의학까지 다양한 분야의 국내 전문가들이 집필하여, 우리의 인체 환경에 맞는 건강법을 제시합니다.

정윤상 외 지음 / 전 25 권 세트 / 값 75,000원

전 세계를 뒤흔든 식습관의 새로운 대안

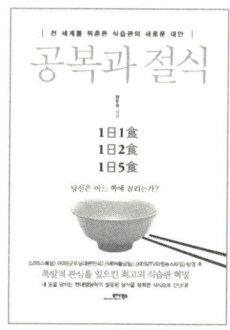

공복과 절식

최근 식이요법과 비만에 대한 잘못된 지식이 다양한 위험을 불러오고 있다. 이 책은 최근 유행의 바람을 몰고 온 1일 1식과 1일 2식, 1일 5식을 상세히 살펴보는 동시에 식사요법을 하기 전에 반드시 알아야 할 위험성과 원칙들을 소개하고 있다.

양우원 지음 | 274쪽 | 값 14,000원

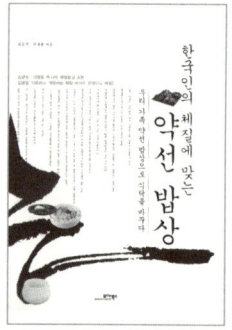

진정한 건강 식단은
'개인별 맞춤식 식단'에서 시작된다
한국인의 체질에 맞는 약선밥상

한국 전통 약선의 기본적인 주요 개괄을 설명하는 동시에 이를 실생활에 응용할 수 있도록 했다. 우리가 현재 먹고 있는 밥상이 얼마나 건강한 것인지, 나와 내 가족에게 얼마나 적합한 것인지 고민하는 모든 분들께 이 책이 작고 큰 도움을 제공할 것이다.

김윤선•이영종 지음 | 216쪽 | 값 11,000원

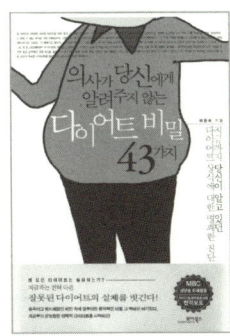

잘못된 다이어트 상식, 당신을 병들게 한다
의사가 당신에게 알려주지 않는
다이어트 비밀 43가지

살을 빼기 위해 많은 다이어트를 시도하는 사람들에게 다이어트 상식에 관해 명쾌한 진단을 내려주는 가이드북이다. 전 세계에 2만 6천 가지의 다이어트 법이 있지만 잘못된 다이어트로 인해 이전보다 더 뚱뚱해지거나 다른 질병까지 얻게 되는 경우도 있다.

이준숙 지음 |256쪽 | 값 11,000원

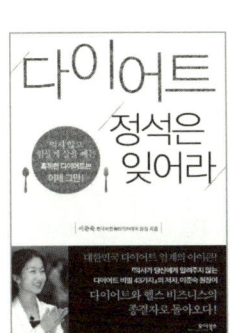

먹지 않고 힘들게 살을 빼는
혹독한 다이어트는 이제 그만!
다이어트 정석은 잊어라

살을 빼기 위해서 적게 먹는 혹독한 다이어트로 인해 발생하는 문제점과 지금까지 다이어트가 실패할 수밖에 없었던 원인을 밝힌다. 이 책은 해독 요법만큼 원천적이고 훌륭한 다이어트는 없다는 점을 강조하는 동시에, 균형 잡힌 식습관을 위해서는 일상 속에서 무엇을 알아야 하는지를 상세하게 설명하고 있다.

이준숙 지음 | 152쪽 | 값 7,500원

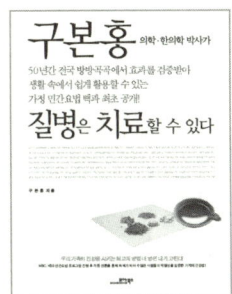

우리 가족의 건강을 지키는
최고의 방법 내 병은 내가 고친다!
질병은 치료할 수 있다

50년간 전국 방방곡곡에서 자료 수집 후 효과를 검증받아 쉽게 활용할 수 있는 가정 민간요법 백과서이며 KBS, MBC 민간요법 프로그램 진행 후 각종 언론을 통해 화제가 되기도 하였다.

구본홍 지음 | 240쪽 | 값 12,000원

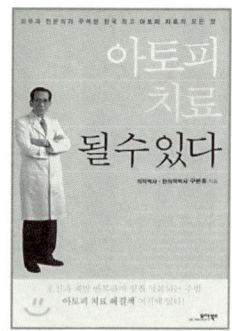

피부과 전문의가 주목한
한국 최고 아토피 치료의 모든 것
아토피 치료 될 수 있다

아토피 분야의 임상으로 국내에서보다 일본, 미국에서 잘 알려진 구본홍 박사가 펴낸 양한방 아토피 정보서다. 이 책에는 일상생활 속에서 아토피 방지를 위해 실천할 수 있는 생활 수칙 뿐만 아니라, 현재 각광받고 있는 다양한 치료법을 소개한다.

구본홍 지음 | 120쪽 | 값 6,000원

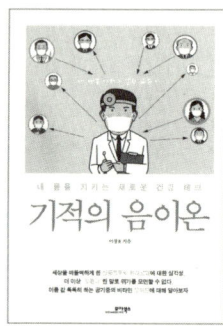

음이온이 만들어내는 친환경 세상
기적의 음이온

우리를 괴롭히는 수많은 질병들은 환경오염에서 비롯된다. 신종플루, 조류독감 등 최근 등장한 무서운 질병들은 거의 바이러스 형태로 대기의 먼지를 타고 이동한다. 공기를 정화하고 우리 몸을 건강하게 하는 친환경 음이온에 대한 안내서다.

이청호 지음 | 152쪽 | 값 6,000원

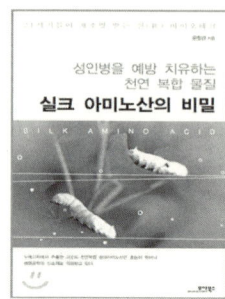

성인병 예방을 치유하는 천연 복합 물질
실크 아미노산의 비밀

몸에 좋은 실크 아미노산에 대해 얼마나 알고 있는가? 현대인에게 건강 신소재로 각광받고 있는 실크 아미노산에 대한 영양학적인 효능과 지금까지 공개되지 않았던 실크 아미노산의 모든 것을 전하고 있다.

윤철경 지음 | 128쪽 | 값 6,000원

톡톡 튀는 질병 한 방에 해결

1판 1쇄 인쇄 ┃ 2014년 02월 27일
1판 1쇄 발행 ┃ 2014년 03월 03일

지은이 ┃ 우한곤
발행인 ┃ 이용길
발행처 ┃ MOABOOKS 모아북수

관리 ┃ 정윤
디자인 ┃ 이룸

출판등록번호 ┃ 제 10-1857호
등록일자 ┃ 1999. 11. 15
등록된 곳 ┃ 경기도 고양시 일산동구 호수로(백석동) 358-25 동문타워 2차 519호
대표 전화 ┃ 0505-627-9784
팩스 ┃ 031-902-5236
홈페이지 ┃ http://www.moabooks.com
이메일 ┃ moabooks@hanmail.net
ISBN ┃ 978-89-97385-40-9   13510